essentials

essentials liefern aktuelles Wissen in konzentrierter Form. Die Essenz dessen, worauf es als „State-of-the-Art" in der gegenwärtigen Fachdiskussion oder in der Praxis ankommt. *essentials* informieren schnell, unkompliziert und verständlich

- als Einführung in ein aktuelles Thema aus Ihrem Fachgebiet
- als Einstieg in ein für Sie noch unbekanntes Themenfeld
- als Einblick, um zum Thema mitreden zu können

Die Bücher in elektronischer und gedruckter Form bringen das Expertenwissen von Springer-Fachautoren kompakt zur Darstellung. Sie sind besonders für die Nutzung als eBook auf Tablet-PCs, eBook-Readern und Smartphones geeignet. *essentials:* Wissensbausteine aus den Wirtschafts-, Sozial- und Geisteswissenschaften, aus Technik und Naturwissenschaften sowie aus Medizin, Psychologie und Gesundheitsberufen. Von renommierten Autoren aller Springer-Verlagsmarken.

Weitere Bände in der Reihe http://www.springer.com/series/13088

Thomas Koller · Viviane Gut ·
Christine Rüegg · Patrick Meier

Tiefdermale Defekte bei Verbrennungen

Leitfaden für Physiotherapeuten und Ergotherapeuten

Mit einem Geleitwort von Jan Plock

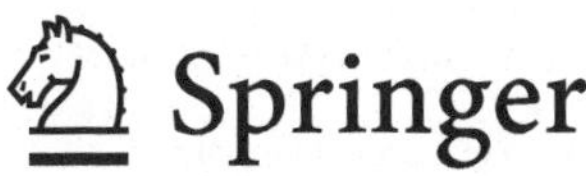

Thomas Koller
Rehaklinik Bellikon
Bellikon, Schweiz

Viviane Gut
Universitätsspital Zürich
Zürich, Schweiz

Christine Rüegg
Rehaklinik Bellikon
Bellikon, Schweiz

Patrick Meier
Rehaklinik Bellikon
Bellikon, Schweiz

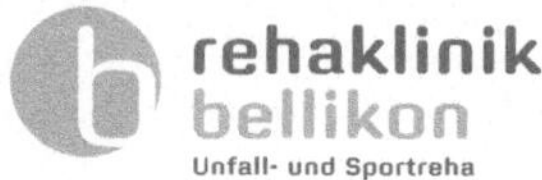

ISSN 2197-6708   ISSN 2197-6716   (electronic)
essentials
ISBN 978-3-658-28854-9   ISBN 978-3-658-28855-6   (eBook)
https://doi.org/10.1007/978-3-658-28855-6

Die Deutsche Nationalbibliothek verzeichnet diese Publikation in der Deutschen Nationalbibliografie; detaillierte bibliografische Daten sind im Internet über http://dnb.d-nb.de abrufbar.

Springer ist ein Imprint der eingetragenen Gesellschaft Springer Fachmedien Wiesbaden GmbH und ist ein Teil von Springer Nature.
Die Anschrift der Gesellschaft ist: Abraham-Lincoln-Str. 46, 65189 Wiesbaden, Germany

Was Sie in diesem *essential* finden können

- Eine Übersicht des chronologischen Therapieablaufs von der Akutversorgung bis zur Rehabilitation
- Einen Überblick verschiedener chirurgischer Deckungsmöglichkeiten eines tiefdermalen Defekts
- Grundlagen der Wundheilung und Narbenbildung mit Darstellung der Gewebephysiologie
- Eine Beschreibung therapeutischer Konsequenzen und therapeutisch beeinflussbarer
- Faktoren auf zellulärer Ebene bei pathologischer Narbenbildung.

Geleitwort

Die Medizin ist ständigen Weiterentwicklungen unterworfen. Forschung und klinische Erfahrung erweitern unsere Erkenntnisse laufend. Dies gilt auch für die Behandlung schwerbrandverletzter Patienten.

In den vergangenen Jahrzehnten stand eine verbesserte medizinische Versorgung im Fokus, um die Letalität und Morbidität von Patienten mit großflächigen Verbrennungen zu senken. Heute besteht das Ziel einer weiteren Optimierung darin, eine enge interdisziplinäre Zusammenarbeit zu fördern.

Die Technik und die Materialien verschiedener Deckungsmöglichkeiten erweitern sich stetig. Moderne Wundauflagen führen schneller zum überlebenswichtigen Wundverschluss. Leider hat dies nicht zwangsläufig auch ein verbessertes Outcome in Hinsicht auf die Narben der Patienten zur Folge.

Betroffene und Fachpersonen sehen sich während des Heilungsverlaufs mit großflächigen – teils pathologischen – Narben konfrontiert, die nicht nur zu Entstellungen führen, sondern auch mit relevanten Bewegungs- und Funktionseinschränkungen im Alltag verbunden sind. Wiederherstellung und Rehabilitation als wichtigste Ziele sind dadurch häufig verzögert oder sogar infrage gestellt.

Ein wirksames Narbenmanagement sollte darauf abzielen, die Grundlage für mehr Mobilität und somit für mehr Lebensqualität zu legen. Kompressionstherapie und Silikonapplikationen sind empirisch und klinisch gut erprobt. Sie gelten als „Standard of Care" in der Narbenbehandlung nach Verbrennungen. Auch die manuelle Narbentherapie stellt „Best Practice" dar.

Aus chirurgischer Sicht sind ausgeprägte funktionelle Einschränkungen häufig auch eine Indikation zur operativen Frühkorrektur. Hingegen sollten ästhetische Aspekte erst nach Ausreifung der Narbe korrigiert werden. Somit kommt der konservativen Narbentherapie im Rahmen der Physio – und Ergotherapie eine relevante Rolle zu. Hierbei kann ein nachvollziehbares Behandlungskonzept den

Betroffenen helfen, die häufig langsamen Fortschritte besser zu ertragen und die Zeit für sich arbeiten zu lassen.

Mit diesem Buch ist es den Autoren gelungen, eine evidenzbasierte Grundlage zur manuellen Narbentherapie zu schaffen. Die Autoren behandeln seit Jahren Patienten nach diesem gewachsenen Konzept. Sie adaptieren ihre Techniken an die Physiologie der Wundheilungsphasen. Dadurch können sie mithilfe adäquater funktioneller Reize die Narbenbildung beeinflussen. Sowohl bei Patienten als auch bei Therapeuten finden die Techniken und das Behandlungskonzept große Akzeptanz. Zu dieser Grundlagenarbeit und zu den für sich selbst sprechenden Resultaten möchte ich die Autoren beglückwünschen!

Zürich

12.09.2019

Prof. Dr. med. Jan Plock

Leitender Arzt

Klinik für Plastische Chirugie

und Handchirugie

Universitätsspital Zürich

Zürich, Schweiz

Inhaltsverzeichnis

1 Einführung 1

2 Einteilung der Verbrennungstiefe 3
   2.1 Verbrennungen/Verbrühungen Grad I 3
   2.2 Verbrennungen/Verbrühungen Grad II a (oberflächlich) 3
   2.3 Verbrennungen/Verbrühungen Grad II b (tief) 4
   2.4 Verbrennungen/Verbrühungen Grad III 5

3 Medizinische Versorgung 7
   3.1 Akutphase bei großflächigen Verbrennungen 7
   3.2 Eintrittsbad/Débridement 8
   3.3 Verbrennungen Grad I und Grad II a: Lokalbehandlungen 9
   3.4 Verbrennungen Grad II b und Grad III: Operative Behandlung 10
   3.5 Verschiedene Deckungsmöglichkeiten 12

4 Gewebephysiologische Grundlagen 17
   4.1 Bestandteile der Haut im Kontext der manuellen
       Narbentherapie 17
   4.2 Wundheilungsphasen 19
   4.3 Physiologische Narbenbildung 22
   4.4 Pathologische Narbenbildung 24
   4.5 Fibrosierung 26

5 Die hypertrophe Narbe 29
   5.1 Charakteristika der hypertrophen Narbe 29
   5.2 Die Rolle von TGF-Beta 1 bei hypertrophen Narben 30

5.3   Unterschied zwischen hypertropher und keloider Narbe.   32
5.4   Therapeutisch beeinflussbare Faktoren bei einer
       hypertrophen Narbe   32

6   Zellbiologische Aspekte   35
      6.1   Crosslinks.   38

Literatur.   43

Einführung 1

Die meisten Verbrennungen entstehen durch thermische Einflüsse, beispielsweise durch Kontakt mit Flammen (50 %), heißen Flüssigkeiten/Dampf (Verbrühungen 25–30 %) oder anderen heißen Materialien (Kontaktverbrennungen 10 %). Elektroverletzungen (8–12 %), Explosionen (10 %) oder Verpuffungen zählen ebenfalls zu den Ursachen. Chemische Verletzungen sind mit 2–5 % eher selten.

Statistisch gesehen ereignet sich jährlich in der Schweiz eine schwere Verbrennung pro 2000 Einwohner (Schneider und Plock 2016, S. 910–915). Die Schwere einer Verbrennungsverletzung hängt von der Ausdehnung, der Tiefe und der Lokalisation ab. Begleitverletzungen und vorbestehende Komorbiditäten spielen ebenfalls eine Rolle.

Um die Fläche bei ausgedehnten Verbrennungen einzuschätzen, hat sich die „Neunerregel" nach Wallace bewährt. Hierzu erfolgt eine Einteilung des Körpers in Areale von jeweils 9 % der Körperoberfläche (KOF). Dabei nimmt beispielsweise der Kopf 1×9 % in Anspruch und der Körperstamm ventral 2×9 %. Die „Wallace-Regel" gilt nur für Erwachsene, da Kinder andere Körperproportionen aufweisen. Für weniger umfangreiche oder landkartenartig verteilte Verbrennungen lässt sich die Handfläche des Patienten als Maßstab zur Orientierung verwenden. Sie beträgt jeweils etwa 1 % der Körperoberfläche. Um die betroffene Körperoberfläche zu berechnen, finden nur zweit- oder drittgradig verbrannte Areale Berücksichtigung. Erstgradige Verbrennungen fließen nicht in die Berechnung mit ein.

Eine Hospitalisation ist in der Regel ab einer geschätzten Verbrennungsausdehnung von 10–20 % der Körperoberfläche notwendig. Bei Kindern, älteren Personen und schwerwiegenden Komorbiditäten ist diese Indikation großzügig zu stellen.

© Springer Fachmedien Wiesbaden GmbH, ein Teil von Springer Nature 2020   1
T. Koller et al., *Tiefdermale Defekte bei Verbrennungen,* essentials,
https://doi.org/10.1007/978-3-658-28855-6_1

Die Kriterien für die Behandlung in einem Zentrum sind:

- Verbrennungsausdehnung >20 % KOF; bei Kleinkindern und älteren Patienten >10 % KOF
- Patienten mit Herz-Kreislauf-Erkrankungen, Diabetes mellitus und Immunsuppression bei >10 % KOF
- Zweit- und drittgradige Verbrennungen der Hände, des Gesichts, des Halses und der Genitalien
- Inhalationstrauma – unabhängig von der Verbrennungsausdehnung
- Starkstrom- oder Blitzschlagverletzungen – unabhängig von der Verbrennungsausdehnung
- Wesentliche Begleitverletzungen, unabhängig von der Verbrennungsausdehnung (Schneider und Plock 2016, S. 910–915).

Ein weiteres, oft verwendetes Assessment-Tool ist der „Abbreviated Burn Severity Index" (ABSI-Score). Unter Berücksichtigung von Geschlecht, Alter, Inhalationstrauma, Tiefe und Ausdehnung der Verbrennung ist eine prognostische Aussage bezüglich der Letalität (Sterblichkeit) möglich (vgl. Lehnhardt et al. 2016).

Die Lokalisation der Verbrennung ist ein weiteres wichtiges Kriterium. Als „schwer" sind Verbrennungen über Gelenken, im Gesicht und/oder im Hals-/Nackenbereich sowie perianal zu bewerten.

Einteilung der Verbrennungstiefe 2

Die Tiefe der Verbrennung ist für die Wundheilung und die chirurgische Therapie entscheidend. Die Verbrennungstiefe ist zudem ein prognostischer Faktor bezüglich der Narbenbildung.

Die genaue Verbrennungstiefe lässt sich durch Dopplerlaser ermitteln. Dieses bildgebende Verfahren stellt den Blutfluss in der Haut dar. Es ermöglicht zuverlässige prognostische Aussagen zur Wundheilung und erleichtert die Entscheidung für eine eventuelle chirurgische Intervention.

Die Verbrennungstiefe lässt sich in drei Grade einteilen (Abb. 2.1).

2.1 Verbrennungen/Verbrühungen Grad I

Bei einer Verbrennung/Verbrühung Grad I ist die Epidermis oberflächlich geschädigt. Es entsteht eine schmerzhafte Rötung. Diese Hyperämie ist gut „wegdrückbar". Eine Rekapillarisierung/Epidermisierung findet innerhalb einer Woche statt. Die Therapiestrategie ist konservativ angelegt. Die Abheilung erfolgt narbenfrei (Schneider und Plock 2016, S. 910–915).

2.2 Verbrennungen/Verbrühungen Grad II a (oberflächlich)

Bei einer Verbrennung/Verbrühung Grad II a sind die Epidermis und Anteile der Dermis zerstört. Ein feuchter, roter Wundgrund ist erkennbar. Es besteht eine gute Rekapillarisierung nach mechanischem Druck auf die Haut. Die Rötung ist sehr schmerzhaft und geht mit Blasenbildungen einher. Die Haare sitzen bei

© Springer Fachmedien Wiesbaden GmbH, ein Teil von Springer Nature 2020
T. Koller et al., *Tiefdermale Defekte bei Verbrennungen*, essentials,
https://doi.org/10.1007/978-3-658-28855-6_2

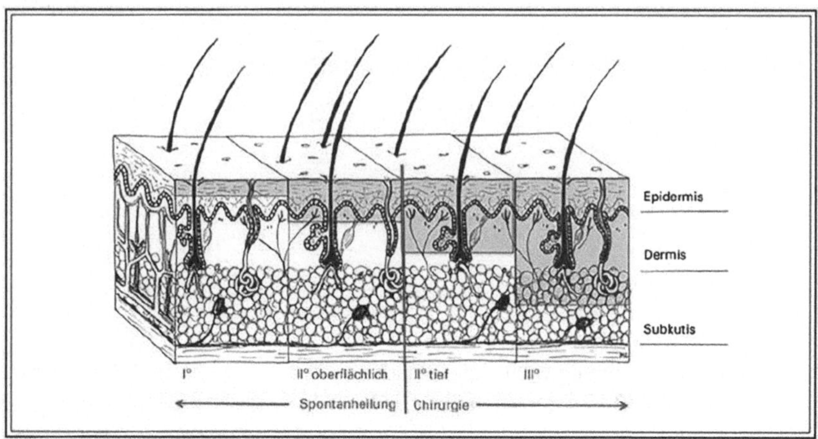

Abb. 2.1 Schematische Darstellung der Verbrennungstiefe (Grad I bis III). (Quelle: Schneider und Plock 2016)

mechanischem Zug noch fest. Die Epidermisierung erfolgt nach acht bis zehn Tagen ohne Spätfolgen. Die Abheilung ist narbenfrei (Schneider und Plock 2016, S. 910–915).

2.3   Verbrennungen/Verbrühungen Grad II b (tief)

Bei einer Verbrennung/Verbrühung Grad II b sind die Epidermis und die tiefen Schichten der Dermis zerstört. Blasenbildung ist nicht mehr zwingend vorhanden. Die Haare sitzen bei mechanischem Zug nicht mehr fest. Eventuell ist bereits eine verzögerte Rekapillarisierung nach mechanischem Druck auf die Haut feststellbar. Schmerz durch Berührung ist nicht mehr auslösbar, nur noch reaktiv durch Nadelstiche. Eine Spontanheilung ist möglich, dauert jedoch etwa drei bis fünf Wochen und ist mit einem hohen Komplikationsrisiko verbunden. Die Abheilung erfolgt durch posttraumatische oder postoperative Narbenbildung (Schneider und Plock 2016, S. 910–915).

2.4 Verbrennungen/Verbrühungen Grad III

Bei einer Verbrennung/Verbrühung Grad III sind alle Hautschichten (Epidermis, Dermis und Subkutis) geschädigt. Der Wundgrund ist trocken und lederartig. Es ist keine Rötung mehr erkennbar. Eine Rekapillariserung nach mechanischem Druck auf die Haut findet nicht mehr statt. Schmerzreaktionen sind nicht mehr auslösbar. Die Haare sitzen lose und lassen sich mit geringer mechanischer Kraft entfernen. Eine Spontanheilung tritt nicht oder nur sehr verzögert ein. Es ist notwendig, operativ (oder enzymatisch) zu débridieren und die Wunde anschließend chirurgisch zu decken (Schneider und Plock 2016, S. 910–915).

► **Wichtig!**
- Die Verbrennungstiefe lässt sich in drei Grade einteilen.
- Ab Grad II b sind in der Regel operative Verfahren nötig.
- Je tiefer die Verbrennung ist, desto höher ist das Risiko einer hypertrophen Narbenbildung.
- Verbrennungsgrad III umfasst alle Hautschichten und darunterliegenden Strukturen. Die Faszie und sogar das Muskelgewebe können betroffen sein.

Therapeuten betreuen die Patienten ab dem Zeitpunkt ihrer Aufnahme in die Klinik. Je nach Berufsrichtung und Rehabilitationsphase sind unterschiedliche Schwerpunkte in der Therapie nötig. Im Folgenden ist dargestellt,

- wie die medizinische Nachbehandlung einer Verbrennung abläuft
- welche pathophysiologischen Vorgänge vor allem in der Akutphase eine Rolle spielen und
- welche operativen Möglichkeiten zur Verfügung stehen.

Das primäre Ziel der Behandlung von Verbrennungswunden ist der Wundverschluss mit patienteneigener Epidermis. Je nach Verbrennungstiefe, Verbrennungsausmaß und individuellem Heilungsverlauf ist dieses Ziel durch Spontanheilung oder operative Eingriffe erreichbar.

3.1 Akutphase bei großflächigen Verbrennungen

Dr. med. Philipp Bühler

Bei Patienten mit Verbrennungen über 15–20 % der Körperoberfläche besteht in der frühen Phase das Risiko zusätzlicher Flüssigkeitsverluste durch massive kapilläre Hyperpermeabilität („Capillary Leak"). Ursache ist die verbrennungsbedingte Freisetzung von Histamin, Serotonin, Zytokinen, Prostaglandinen, Leukotrienen, Lipidperoxidasen, freien Radikalen, Myeloperoxidasen, Komplementfaktoren und weiteren Stoffen. Diese Freisetzung ist nur bedingt von der Verbrennungstiefe abhängig. Das mediatoreninduzierte „Capillary Leak" führt zu einer systemischen

© Springer Fachmedien Wiesbaden GmbH, ein Teil von Springer Nature 2020
T. Koller et al., *Tiefdermale Defekte bei Verbrennungen,* essentials,
https://doi.org/10.1007/978-3-658-28855-6_3

Entzündungsreaktion mit konsekutivem Abfall des kolloidonkotischen Drucks (KOD). Daraus resultiert eine Extravasation ins Interstitium. Diese systemische Reaktion auf die Verbrennung wird auch als „Verbrennungskrankheit" oder „Verbrennungsschock" bezeichnet. Klinisch zeigt sich diese Reaktion in Form von generalisierten Ödemen auch außerhalb der Verbrennungsflächen. Das „Capillary Leak" hält zwischen 24 und 72 h an, wobei ein „Peak" zwischen 12 und 24 h eintritt.

In Kombination mit dem Flüssigkeitsverlust durch Verbrennungswunden (Exsudat) und physiologischem Flüssigkeitsverlust (Ausscheidung über Urin, Stuhlgang, Perspiratio insensibilis, Atmung, Schleimhäute, Schweißbildung) besteht bei inadäquater Substitution die Gefahr eines hypovolämischen Schocks. Hinzu kommt häufig ein distributiver Schock durch Zytokinfreisetzung. Dies kann sich zusätzlich destabilisierend auf die Kreislaufsituation des Patienten auswirken und die Mobilisationsmöglichkeit beeinträchtigen.

Verzögerungen der Rehydratation von mehr als zwei Stunden sind mit erhöhter Mortalität verbunden. Hyper- und Hypohydratation können zu Komplikationen führen, beispielsweise zu Lungenödemen, Acute Respiratory Distress Syndrom (ARDS, Gewebsödeme mit Logensyndrom oder mit abdominalem Kompartementsyndrom), schlechter Wundheilung und sogar Multiorganversagen.

Der Begriff „Inhalationstrauma" beschreibt Schädigungen der Atemwege und der Lunge durch Einatmen heißer oder reizender Gase. Die Folgen des Einatmens nicht-heißer, jedoch toxischer Gase fallen ebenfalls unter diesen Begriff. Die Symptome können je nach Einwirkzeit und Zusammensetzung der Rauchgase variieren. Das imposanteste Symptom findet sich bei Verbrennungen im Gesicht in Form einer Schwellung der oberen Atemwege sowie der Hals-und Gesichtsweichteile. Da die Gase durch Wasseraufnahme aus den Schleimhäuten rasch abkühlen, finden sich thermische Verletzungen hauptsächlich im supraglottischen Bereich. Die lokale Schädigung durch Rauchgase betrifft dagegen überwiegend den subglottischen Anteil der Atemwege. Es kommt zur chemischen Irritation der Schleimhaut mit einer Entzündungsreaktion. Bei schwerwiegendem Verlauf tritt akutes Lungenversagen (ARDS) ein.

Viele toxische Gase reizen die Atemwege jedoch nicht direkt, sondern haben eine systemisch-toxische Wirkung. Die Atemtherapie orientiert sich an den jeweiligen Symptomen und/oder Guidelines (vgl. Lehnhardt et al. 2016).

3.2   Eintrittsbad/Débridement

Um die Verbrennungstiefe adäquat zu beurteilen, ist ein Débridement mit Abtragung der Blasen erforderlich. Bei Schwerbrandverletzten findet dies unter Allgemeinanästhesie in einer speziellen Wanne unter Spülung mit Warmwasser und desinfizierender Seifenlösung statt. Ein solches Eintrittsbad gehört zum Standard eines Zentrums für Brandverletzte (vgl. Lehnhardt et al. 2016).

Bei Verbrühungen erfolgt nach 24 h eine Reevaluation der Verbrennungstiefe. Dies ist erforderlich, da Verbrühungen häufig „nachtiefen". Das Schädigungsausmaß ist initial nicht vollständig erkennbar und wird erst im Verlauf deutlich.

Der Unterschied zwischen zweitgradig oberflächlichen und tiefen Verbrennungen ist im klinischen Alltag nicht immer eindeutig. Häufig zeigt sich ein Mischbild mit oberflächlichen und tiefen Anteilen. Eventuell erfolgt zuerst eine konservative Therapie. Zeigt die Wunde nach zehn Tagen eine unvollständige Heilungstendenz, ist eine chirurgische Therapie abzuklären (Schneider und Plock 2016, S. 910–915).

3.3 Verbrennungen Grad I und Grad II a: Lokalbehandlungen

Bei Verbrennungen 1. Grades (z. B. Sonnenbrand) gelten Pflegelotionen als initial schmerzlindernd. Zudem können entzündungshemmende Substanzen wie lokale Antihistaminika oder Hydrocortison zur Anwendung kommen. Nach ein bis zwei Tagen ist die Umstellung auf eine rückfettende Hautpflege möglich (Schneider und Plock 2016, S. 910–915).

Als temporärer Hautersatz gelten synthetische Materialien, die vorübergehend die Epidermis ersetzten sollen (vgl. Lehnhardt et al. 2016).

Zur Behandlung von Grad II a-Verbrennungen eignen sich nicht-klebende, flüssigkeitstransportierende Wundauflagen (z. B. Mepitel®). Diese können bis zu zehn Tage auf der Wunde verbleiben.

Bei gemischtgradigen Verbrennungen eignen sich synthetische Hautersatzprodukte als Wundauflagen (z. B. Suprathel®) (Schneider und Plock 2016, S. 910–915).

Je nach Lokalisation ist eine Immobilisation der betroffenen Gelenke/Areale für mindestens 24 h empfehlenswert.

Alternativ kann ein Verband mit einer silbersulfadizinhaltigen Salbe erfolgen. Neben der antibakteriellen Wirkung hat dies den Vorteil, dass der Verband auf frischen Wunden als kühlend und somit schmerzlindernd empfunden wird. Der Nachteil besteht jedoch darin, dass ein täglicher Verbandwechsel notwendig ist, was schmerzhaft und aufwendig sein kann. Soweit es die Vitalparameter und Begleitverletzungen zulassen, kann trotz Verband eine freie Mobilisation des Patienten erfolgen (Abb. 3.1) (Schneider und Plock 2016, S. 910–915). Produkte auf Polyhexanid- oder Bismut-Basis (Xeroform, Lavanid, Prontosan) können ebenfalls Verwendung finden.

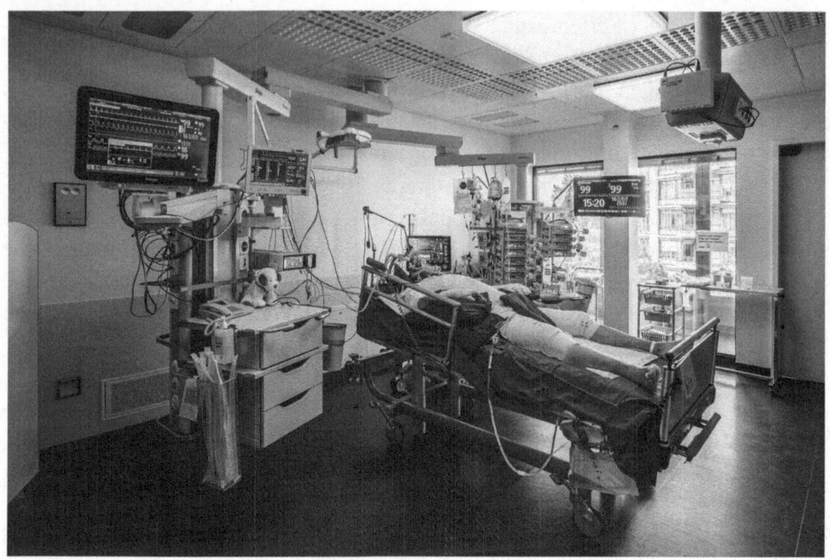

Abb. 3.1 Patient auf der Intensivstation während der ersten Tage des stationären Aufenthalts. (Foto: Universitätsspital Zürich/Christoph Stulz (Fotograf))

3.4   Verbrennungen Grad II b und Grad III: Operative Behandlung

Tieferreichende Verbrennungen sind eine Indikation für operatives Vorgehen.

Eine konservative Therapie unter Abwarten der sekundären Wundheilung erfolgt ausschließlich bei Wunden mit einem maximalen Durchmesser von 2 cm (Schneider und Plock 2016, S. 910–915).

Bei Verbrennungen und Verbrühungen tritt ab einer Temperatur von 52 °C eine Denaturierung der Eiweiße ein. Es kommt zu einer Koagulationsnekrose. Diese ist sicht- und fühlbar als harter Verbrennungsschorf (Eschar). Die Nekrotisierung hat eine physiologische Hautschrumpfung zur Folge und die betroffenen Hautareale verlieren an Elastizität. Durch die Schrumpfung verkleinert sich der Umfang der Wunde, wodurch der Gewebedruck steigt. Diese Situation verschärft sich durch das generalisierte Verbrennungsödem. Die Haut verliert ihre Elastizität und kann das Ödem nicht kompensieren. Der gesamte Druck überträgt sich auf Venen, Muskeln, Nerven und Arterien. Es kommt zu einem „Logen-Syndrom".

Hals, Thorax, Hände und Füße weisen keine Kompartimente auf. Hier erfolgt lediglich eine Escheratomie (Durchtrennung des Verbrennungsschorfs). Bei Muskeln, die in „starre" Faszien gehüllt sind, ist zusätzlich eine Fasziotomie erforderlich (vgl. Lehnhardt et al. 2016).

Die operative Therapie beinhaltet eine Nekrektomie (Abtragung des Verbrennungsschorfs) mit anschließender Defektdeckung.

Das Abtragen des Verbrennungsschorfes kann chirurgisch durch tangentiale Exzision erfolgen (z. B. mittels Dermatom, Versajet) oder „konservativ" (vgl. Lehnhardt et al. 2016; Schneider und Plock 2016, S. 910–915). Das chirurgische Vorgehen ist sehr effektiv und schnell, erweist sich jedoch als relativ traumatisch (vgl. Lehnhardt et al. 2016).

Ein enzymatisches Débridement (z. B. mit NexoBrid®) kommt zum Einsatz, um Verbrennungsschorf bei Erwachsenen mit tiefen thermischen Verletzungen abzutragen. Die enzymatische Technik ist um ein Vielfaches präziser, da das Enzym nur das nekrotische Gewebe (Eschar) eliminiert (Abb. 3.2). Mit dem Dermatom besteht die Gefahr, zu tief zu débridieren und somit wertvolle intakte

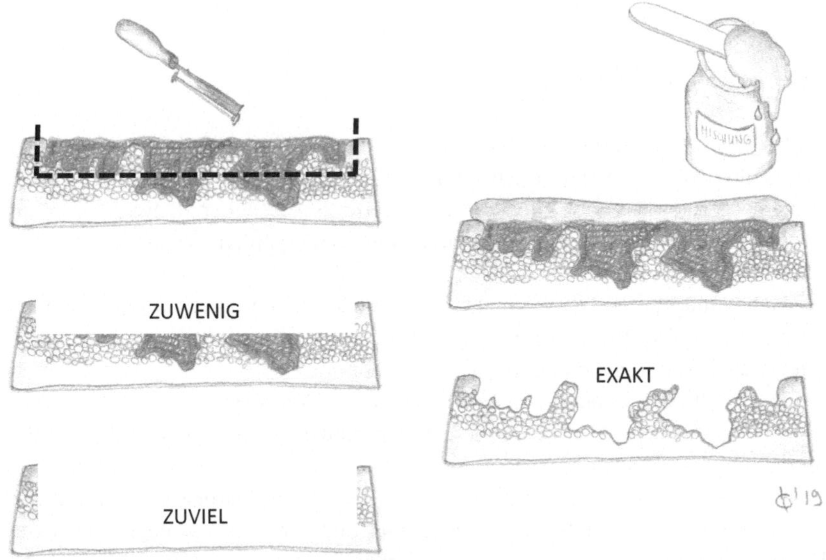

Abb. 3.2 Unterschied zwischen mechanischem Débridement (mit Dermatom) und enzymatischem Débridement. (Quelle: NexoBrid®) (Grafik: T. Koller)

Hautschichten zusätzlich abzutragen. Eine zu geringe Tiefe des Débridements birgt die Gefahr, abgestorbenes Gewebe zurückzulassen.

Die Nekrotomie beginnt meistens am zweiten bis vierten posttraumatischen Tag. Die Defektdeckung kann direkt im Anschluss erfolgen.

3.5   Verschiedene Deckungsmöglichkeiten

Tiefe Läsionen bedürfen nach der Nekrektomie einer Rekonstruktion der Hautoberfläche.

Die Dermis ist verantwortlich für die Geschmeidigkeit, Widerstandsfähigkeit, Hitzeregulation und Sensibilität der Haut. Diese Funktionen fehlen teilweise oder vollständig nach einer Hauttransplantation (Ausnahme: Vollhauttransplantation). Daraus ergeben sich weitreichende Konsequenzen für die Dosierung in der manuellen Narbentherapie und für das ästhetische Outcome (vgl. *essential* Band II). Bei großflächigen Verletzungen besteht jedoch die erste Priorität im suffizienten Wundverschluss, um das Überleben des Patienten zu sichern. Die im Folgenden beschriebenen Deckungsmöglichkeiten kommen am häufigsten zum Einsatz (keine abschließende Aufzählung).

Autologe Hauttransplantate

Deckung mittels Spalthaut Der Chirurg entfernt das Epithelgewebe mithilfe eines Dermatoms an einem intakten Gewebeareal 0,2–0,3 mm tief. Die so gewonnene Haut lässt sich entweder gestichelt („Sheet") oder zu einem Netz aufbereitet („Mesh") verwenden. Das „Meshing" der Spalthaut kann im Verhältnis 1:1,5/1:3/1:6 oder 1:9 erfolgen (Abb. 3.3).

Nach Auflegen des Transplantats gilt es, die Spalthaut mittels Metallklammern zu fixieren, um ein Einwachsen zu gewährleisten (vgl. Lehnhardt et al. 2016). Es können auch Vakuumverbände zum Einsatz kommen.

Die Spalthaut ermöglicht einen Wundverschluss mit reiner Epidermis. Dadurch lassen sich lebensbedrohliche Flüssigkeitsverluste und potenzielle Infektionen effektiv eliminieren.

Je größer das Meshing, desto höher das Risiko von Narbenkontrakturen. Die zu verschließenden Wundflächen sind größer und somit erfolgt eher eine sekundäre Wundheilung mit physiologischer Narbenkontraktur. Funktionell und ästhetisch ist bei „sheet grafts" mit dem besten Outcome zu rechnen (vgl. Jaudoin et al. 2010; Lehnhardt et al. 2016).

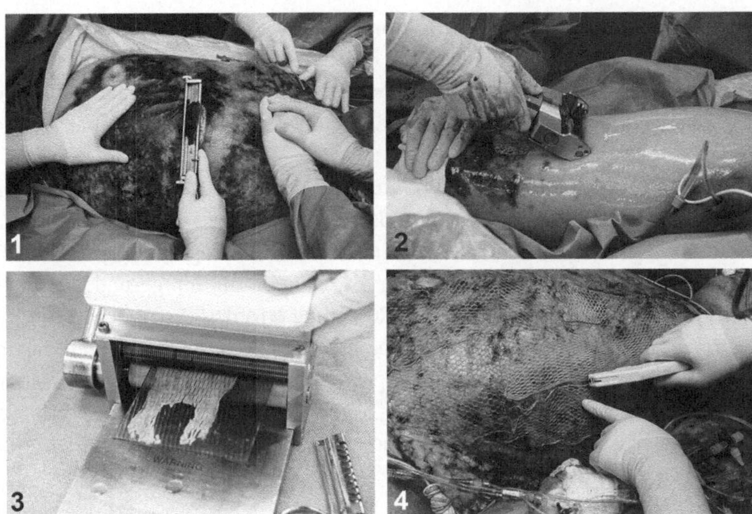

Abb. 3.3 Meshauflage: **1** Tangentiale Exzision mittels Dermatom; **2** Spalthautentnahme; **3** Spalthauttransplantat wird zu einem Netz (Mesh) aufbereitet; **4** Auflage des Transplantates. (Fotos: Universitätsspital Zürich/Christoph Stulz (Fotograf))

Deckung mittels Meek-Transplantationstechnik Bei großflächigen Verbrennungen mit wenigen Entnahmestellen kann die Meek-Technik zur Anwendung kommen (vgl. Lehnhardt et al. 2016). Hierbei wird die gewonnene Spalthaut in kleine quadratische „Hautinseln" geschnitten. Nach dem Auftragen auf einen Kork- bzw. Seidenträger kann eine Expansion und Transplantation erfolgen, wobei maximal das Verhältnis 1:9 möglich ist (Abb. 3.3). Die Hautinseln liegen nahe beieinander und sind in einem regulären Muster angeordnet. Dies kommt einer schnellen und gleichmäßigen Epithelisation zugute. Der Verlust einer oder mehrerer Hautinseln hat nur einen geringen Einfluss auf das Gesamtergebnis. Grundsätzlich ist jedoch auch hier die Wundfläche zwischen den Hautinseln groß und es besteht ein hohes Risiko für Narbenkontrakturen (Lehnhardt et al. 2016, S. 165 f.).

Deckung mittels Vollhaut Der Verlust der Dermis bei Grad III-Verbrennungen lässt sich autogen bisher nur mit Vollhaut oder Lappenplastik ersetzen. Unter Vollhaut ist ein Transplantat mit Epidermis, Dermis, Gefäßen etc. zu verstehen. In Bereichen, die ästhetisch oder funktionell sehr wichtig sind (Augen, Hände, Füße und Gelenke) oder bei Narbenrekonstruktionsoperationen kommen Vollhauttransplantate zum Einsatz (vgl. Lehnhardt et al. 2016).

Kultivierte autologe Hautzelltransplantate
Bei ausgedehnten Verbrennungen (>60 % KOF), fehlenden Spenderarealen und verzögert heilenden Wunden in ästhetisch wichtigen Körperarealen können kultivierte autologe Hautzelltransplantate eine Option darstellen (vgl. Lehnhardt et al. 2016).

Deckung mittels kultivierten Keratinozyten (cultured epithelial autografts/ CEA) Kultivierte autologe Epitheltransplantate werden als mehrschichtige Zell-Sheets auf die verletzten Hautareale aufgelegt. Der Vorteil liegt in der großen verfügbaren Menge bei kleiner Spenderzone. Die Exzision betrifft ein gesundes Hautstück des Patienten von 4 × 4 cm Größe. Die Kultivierung erfordert drei Wochen.
Keratinozyten wachsen auf Fettgewebe nicht ein, was einen Nachteil darstellt. Für gutes Einwachsen ist Granulationsgewebe eine zwingende Voraussetzung. Dieses Verfahren ist mit sehr hohen Kosten für die Kultivierung verbunden, sichert jedoch bei großflächigen Verbrennungen den überlebenswichtigen Wundverschluss (vgl. Lehnhardt et al. 2016).

Deckung mit gesprühten Hautzellsuspensionen Sowohl kultivierte als auch perioperativ gewonnene Hautzellen lassen sich mittels Sprühverfahren auftragen (vgl. Lehnhardt et al. 2016).

ReCell-Verfahren Das ReCell-Verfahren gehört ebenfalls zur autologen Hautzelltransplantation. Im Fokus steht das Aufsprühen eigener Hautzellen. Zunächst erfolgt eine enzymatische Auftrennung der Haut im ReCellKit. Danach wird Zellspray aufgetragen. Großflächige Entnahmestellen, groß gemeshte Spalthaut- bzw. Meek-Areale und Wundflächen mit mehrheitlich Grad II b-Verbrennungen lassen sich mit diesem Verfahren behandeln. Hierbei entstehen keine Wundränder. Dies ist ein Vorteil, insofern dadurch kein Risiko für Narbenkontrakturen besteht. Einen Nachteil stellt jedoch die sehr geringe Einwachsrate dar.

Allogene (menschliche) oder xenogene(tierische) Hauttransplantate
Besonders bei Schwerstbrandverletzten lassen sich häufig nicht alle Defekte zeitnah durch eigene Haut decken. Es bedarf daher einer temporären Defektdeckung im Sinne eines biologischen Wundverbandes, der gut verfügbar ist und protektive Eigenschaften hat, beispielsweise Schutz vor Keimbesiedelung und Austrocknung bietet. Menschliche (allogene) oder tierische (xenogene) Spenderhaut besitzt diese Eigenschaften. Dadurch kann sie zur Augmentierung bei der Deckung von sehr großflächigen, expandierten (1:6/1:9) autologen Transplantaten (Mesh- und Meektransplantationen) oder mit kultivierten Keratinozyten im Sinne einer „Sandwichtechnik" zum Einsatz kommen. (vgl. Lehnhardt et al. 2016). Bei menschlicher Spenderhaut wird umgangssprachlich oft der Begriff „Euroskin" verwendet.

Dermisersatzmaterial

Deckung mittels Integra® „Integra® Dermal Regeneration Template™" ist ein zweischichtiges Membransystem und dient als künstlicher Hautersatz. Integra® eignet sich für die postexzisionale Deckung bei Grad II- und Grad III-Verbrennungen. Unter dem Netz sprossen körpereigene Fibroblasten und Endothelzellen ein. Während etwa drei Wochen entsteht auf diese Weise eine „Neodermis". Anschließend erfolgt eine Deckung mit Spalthaut, da zusätzlich ein Ersatz der Epidermis notwendig ist.

Nach einer Deckung erfolgt häufig der Verschluss des betroffenen Areals mit Fettgaze (z. B. Bactigras®). Sie wirkt bakterizid und verhindert ein Anhaften an der Verbandanlage. Die Applikation von Baumwollgaze ist ebenfalls möglich. Die Fixierung erfolgt komprimierend mit elastischen Binden. Zusätzlich kommt ein Schaumstoff zum Einsatz, um das Transplantat zu schützen und die Immobilisation zu sichern.

▶ **Wichtig!**
- Ab Grad II b-Verbrennungstiefe ist die Haut bis in die tiefen Anteile der Dermis zerstört. Somit verbleiben nur noch sehr wenige epitheliale Zellen.
- Aufgrund der unzureichenden Menge an Keratinozyten dauert die Reepithelialisierung der Wunden mehr als 21 Tage.
- Ohne operative Intervention kommt es zur Heilung durch Wundkontraktion und zur Bildung von Granulationsgewebe mit ausgeprägter Narbenbildung.
- Operative Möglichkeiten bestehen meistens im Epidermis-Ersatz (Ausnahme: Vollhauttransplantat). Sie erlauben zumindest einen Wundverschluss und somit ein Wiedererlangen der Schutzfunktion der Haut. Es fehlt jedoch immer die Dermis.
- Fehlende Dermis ist ein wichtiger Grund für spätere funktionelle Einschränkungen des Narbengewebes (vgl. Van den Berg 2011) (Abb. 3.4).
- *„Epidermis is life, dermis is quality of life!"* (Rives in Lehnhardt et al. 2016)

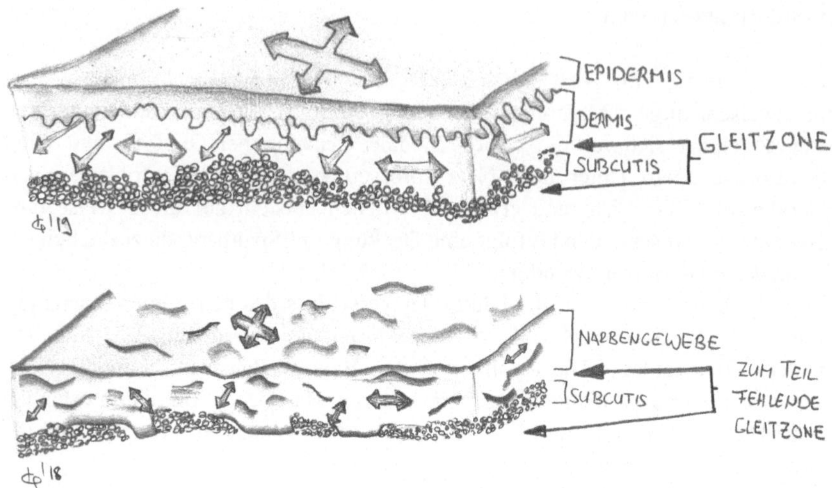

Abb. 3.4 Schematische Darstellung der physiologischen Haut (oben) und des Narbengewebes (unten) mit Restriktionen. (Grafik: T. Koller)

Gewebephysiologische Grundlagen   4

Die Therapie brandverletzter Menschen umfasst je nach Rehabilitationsphase eine Pneumonie-und Kontrakturprophylaxe, Förderung der Mobilität und Selbstständigkeit sowie Kraftausdauertraining. Die Narbenbehandlung stellt jedoch bei diesen Patienten einen besonderen Schwerpunkt dar. Techniken und Dosierungen bauen auf der Gewebephysiologie, den Wundheilungsphasen und dem empirisch-klinischen Wissen auf.

Fasern und Zellen, die für hohe Elastizität und Mobilität verantwortlich sind, befinden sich zum größten Teil im Bereich der Dermis. Aus diesem Grund führt ein Verlust dieser Schicht zu massiven Einschränkungen (Narbenkontrakturen). Hinzu kommen Prozesse der Wundheilung, die zu einer physiologischen Restriktion der Narbe führen (vgl. Van den Berg 2011).

„Der Gebrauch bestimmt die Funktion" – das ist bekannt. Doch die Frage, welche Dosierung in welcher Wundheilungsphase zu welcher Interventionszeit appliziert werden sollen, ist nicht einfach zu beantworten. Die folgenden Abschnitte beleuchten mögliche Antworten – ausgehend von klinischen Überlegungen und empirischer Erfahrung.

4.1   Bestandteile der Haut im Kontext der manuellen Narbentherapie

Über 90 % der in der Epidermis vorhandenen Zellen sind *Keratinozyten.* Sie durchwandern mehrere Entwicklungsstadien, bis sie im „Stratum corneum" die äußerste Schicht aus abgeflachten, toten Korneozyten bilden.

Die Zeit zwischen der Differenzierung im „Stratum basale" und der Abschieferung als Korneozyt im „Stratum corneum" beträgt etwa einen Monat (Turn-over-Zeit). Das „Stratum corneum" als äußerste Hautschicht bildet eine

Barriere, die Fremdkörper und Keime abhält. Sie schützt die Haut vor Austrocknung. Keratinozyten sind aktiv an der Immunantwort, den Entzündungsprozessen und an der Wundheilung beteiligt. Sie können eine Vielzahl von Zytokinen, Wachstumsfaktoren und sogar Komplementfaktoren produzieren (vgl. Kapp und Smola 2006). Ebenso schützen sie vor UV-Strahlen.

Fibroblasten befinden sich in der Basalmembran und in der Dermis. Sie produzieren Matrixkomponenten, beispielsweise kollagene und nicht-kollagene Proteine. Zudem stellen sie das Enzym Kollagenase her. Dadurch können sie beim Umbau/Neubau des kollagenen Netzwerks die Verbindungen zwischen einzelnen kollagenen Molekülen brechen. So ist es möglich, eine alte Verbindung durch eine neue zu ersetzen. Fibroblasten nehmen eine Schlüsselfunktion bei der Wundheilung bzw. Narbenbildung ein (vgl. Van den Berg 2011; Balestrini und Biliar 2006, 2009; Tomasek et al. 2002, S. 349–363).

Kollagene Fasern In der Epidermis kommen verschiedene Kollagentypen vor. Hervorzuheben ist, dass das Trockengewicht der Dermis zu 90 % von Kollagen gebildet wird. Dabei handelt es sich größtenteils um Typ I-Fasern (vgl. Van den Berg 2011). Durch die Anordnung bzw. Orientierung der kollagenen Fasern entstehen Spaltlinien in der Dermis. Gelangt die Haut unter Spannung, straffen sich die kollagenen Fasern parallel zu diesen Spaltlinien. Bei Operationen ist darauf zu achten, die Schnittführung parallel zu diesen Linien anzubringen (vgl. Lemperle 2017). Falls sich dies nicht berücksichtigen lässt, ziehen sich lineare (chirurgische) Narben oft in die Breite.

Elastische Fasern reichen von der Dermis bis in die Epidermis, sind jedoch unterschiedlich dick. In der Epidermis finden sich nur noch Ausläufer elastischer Fasern. In der Subkutis bilden sie ausgeprägte Netzwerke zwischen den kollagenen Fasern. Dies verleiht der Haut eine sehr hohe dreidimensionale Elastizität (vgl. Van den Berg 2011).

Grundsubstanz ist der ungeformte Anteil der extrazellulären Matrix (EZM), die im Bindegewebe den Raum zwischen den Zellen ausfüllt. Die Grundsubstanz ist strukturlos und besteht aus zahlreichen verschiedenen kleinmolekularen Stoffen und Makromolekülen. Sie füllt zusammen mit den strukturierten Elementen der EZM – den Fasern – den Interzellulärraum aus. Die Grundsubstanz ermöglicht den Transport von Stoffwechselprodukten und Gasen (Sauerstoff und Kohlendioxid) im Gewebe. Außerdem dient sie mobilen Zellen (z. B. Makrophagen und Fibroblasten) als Bewegungsmedium zwischen Zellen und kollagenen Fasern (vgl. Van den Berg 2011).

4.2 Wundheilungsphasen

Der Prozess der Wundheilung dient dazu, die Integrität der Haut so schnell wie möglich wiederherzustellen. Dies ist für das Überleben essentiell, da die Haut vor Infektionen schützt und Flüssigkeitsverlust verhindert (Bayat 2003, S. 88–92).

Um die manuelle Narbentherapie effektiv zu gestalten, müssen die physiologischen und pathophysiologischen Abläufe der Wundheilung bekannt sein. Das Ziel besteht darin, in jeder Phase der Wundheilung einen möglichst adäquaten physiologischen Reiz zu applizieren (funktioneller Reiz). Innerhalb der Wundheilungsphasen ist das Gewebe mechanisch mehr oder weniger stabil. Deshalb bedarf es verschiedener Dosierungen.

Die Wundheilung lässt sich in eine Entzündungs-, Proliferations- und Remodulierungsphase unterteilen. Diese Phasen sind gewebespezifisch und entsprechend verschieden. Die Literatur nennt folgende Wundheilungszeiten:

Entzündungsphase bis zum 6. Tag
Proliferationsphase bis zum 21. Tag
Remodulierungsphase ab dem 21. Tag.

Bei Patienten mit tiefdermalen und großflächigen Defekten (Verbrennung oder nekrotisierende Fasziitis) dauern die einzelnen Wundheilungsphasen bedeutend länger und sind in sich nie homogen. Je nach Tiefe und Größe des Defektes befinden sich Narbenareale nie in ein- und derselben Wundheilungsphase.

Entzündungsphase Im umliegenden unverletzten Gewebe kommt es zu einer Vasodilatation. Dadurch ist die Versorgung der Zellen mit Nährstoffen und Sauerstoff optimal. Ein Blutkoagel entsteht, um Hämostasis zu gewährleisten. Makrophagen beginnen, das zerstörte Gewebe abzubauen. Fibroblasten „scannen" das umliegende Gewebe am Verletzungsort und beginnen mit der Produktion spezifischer Baustoffe. Makrophagen und Erythrozyten produzieren unter anderem auch Wachstumshormone, welche die Bildung von Granulationsgewebe stimulieren und Fibroblasten an den Ort des Geschehens locken (Chemotaxis) (vgl. Van den Berg 2001). Die oberflächlich sitzenden Fibroblasten differenzieren sich in ihren kontraktilen Phänotypen, den Myofibroblasten. Myofibroblasten versuchen, die Wunde zu schließen. Gelingt dies, sterben sie durch Apoptose ab (Tomasek et al. 2002, S. 349–363).

Proliferationsphase Diese Phase ist durch die produktive Aktivität der Fibroblasten und die Einsprossung von Gefäßen in das Verletzungsgebiet geprägt (vgl. Van den Berg 2011). Fibroblasten spielen bei der Wundheilung eine zentrale

Rolle. Sie analysieren die defekte Stelle, bauen Abfallprodukte ab und produzieren spezifische Baustoffe für den Wiederaufbau. Außerdem reagieren sie sehr spezifisch auf mechanische Reize von außen. Fibroblasten beginnen in dieser Phase, die Wunde mit dünnen, unspezifischen und provisorischen Typ III-Kollagenfasern zu füllen. Die Turn-over-Zeit beträgt 30 Tage. Während dieser Zeitspanne bildet sich ein ungeformtes Bindegewebsknäuel (vgl. Van den Berg 2011). Dieser Prozess verläuft analog zur Knochenheilung und ist als Kallus bekannt.

Im unverletzten, physiologisch stimulierten Gewebe richten sich die Kollagenfasern nach bestimmten Hauptzugrichtungen aus. Fibroblasten reagieren sehr sensitiv auf mechanische Reize von außen und richten Kollagenfasern (bzw. alle Fasertypen) nach dieser mechanischen Kraft in der EZM aus. Erfolgt dieser funktionelle Reiz in der Proliferationsphase nicht, beispielsweise infolge von Ruhigstellung, können Fibroblasten keine funktionelle Ausrichtung erkennen und bilden ein mechanisch wenig stabiles Kollagenknäuel aus dem unspezifischen Kollagentyp III. Wird jedoch schon in der Proliferationsphase ein mechanisch adäquater Reiz gesetzt, richtet sich der Kollagentyp III funktionell und dem physiologischen Gebrauch entsprechend aus (Abb. 4.1). Dies ist für die manuelle Narbentherapie von größter Bedeutung, da sich in der Remodulierungsphase der definitive Kollagentyp I stets in gleicher Ausrichtung wie der unspezifische Kollagentyp III formiert (vgl. Koller 2016, 2017a, b, S. 239–243). Der provisorische Kollagentyp III toleriert keine Beschleunigung und keine Scherkräfte. Er ist mechanisch sehr instabil. Zu starke mechanische Reize zerreißen die provisorische Struktur und leiten unweigerlich eine neue Entzündungsphase ein (vgl. Koller 2017a, b).

In der Proliferationsphase ist die Produktion von Grundsubstanz im Verhältnis zur Kollagenproduktion sehr gering. Die nötige Stabilität des Narbengewebes ist in dieser Phase durch Myofibroblasten gewährleistet. Sie ist jedoch bei weitem nicht mit der endgültigen Stabilität des Narbengewebes zu vergleichen. Somit gilt es, die Dosierung manueller Reize anzupassen (Tomasek et al. 2002, S. 349–363). Im gesunden Gewebe überwiegt in der Regel die Produktion von Grundsubstanz gegenüber Kollagenfasern.

1. Defekte Stelle im Kollagenverbund.
2. Synthese von Kollagentyp III in der Proliferationsphase *ohne* mechanischen Reiz von außen.
3. Synthese von Kollagentyp III in der Proliferationsphase *mit* adäquatem funktionellem, mechanischem Reiz von außen
4. Reaktion auf einen zu großen mechanischen Reiz in der Proliferationsphase (auch in der Remodulierungsphase möglich; dadurch erneute Entzündungsphase durch Zellwandschaden).

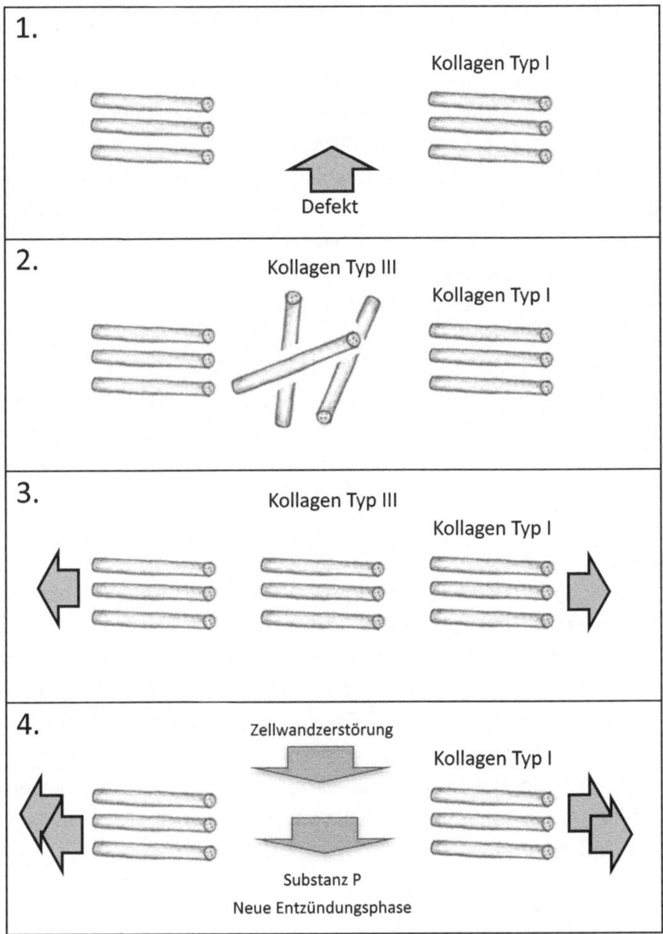

Abb. 4.1 Reaktion auf zellulärer Ebene hinsichtlich unterschiedlich dosierter mechanischer Reize (Gewebe oder Narbengewebe). (Quelle: eigene Darstellung)

Remodulierungsphase In dieser Phase erhöht sich die Produktion der Grundsubstanz. Die in der Proliferationsphase angelegten unspezifischen Typ III-Kollagenfasern werden größtenteils durch den definitiven und weitaus stabileren Kollagentyp I ersetzt. Bekanntlich richtet sich der provisorische Kollagentyp III nach mechanischen Reizen von außen aus. Somit ist eine funktionelle Reizung in der Proliferationsphase eine wichtige Voraussetzung für die endgültige Stabilität und Faserausrichtung (Funktionalität) in der Remodulierungsphase. Durch den Umbau des Kollagentyps III in Typ I vergrößert sich die Stabilität und eine Wundkontraktur ist nicht mehr erforderlich. Demzufolge gehen Myofibroblasten zunehmend durch Apoptose zugrunde (Tomasek et al. 2002, S. 349–363).

Der Kollagentyp I ist mechanisch sehr robust. Eine weitaus größere (und länger andauernde) funktionelle Reizgebung ist erforderlich, um eine Adaptierung zu bewirken. Die Turn-Over-Zeit beträgt je nach Gewebeart 150 bis 500 Tage. Erfolgte keine funktionelle Reizgebung in der Proliferationsphase, hat sich der definitive Kollagentyp I – wie beschrieben – ebenfalls zu einem Kollagenknäuel formiert. Es bedarf nun einer viel längeren und mechanisch stärkeren Reizgebung, bis er funktionell ausgerichtet ist (vgl. Van den Berg 2011; Koller 2016, 2017a, b, S. 239–243). Ein solcher Umbau geht allerdings immer auch mit temporärer Gewebeschwächung einher. Dies gilt es stets zu beachten – besonders bei Patienten, die sich im Belastungsaufbau befinden. Überdosierung hat zwangsläufig eine erneute Entzündungsphase zur Folge, was unbedingt zu vermeiden ist.

▶   **Wichtig!**
- Eine adäquat dosierte funktionelle Reizung in der Proliferationsphase ist für Fibroblasten sehr wichtig.
- Durch mechanische Reize richten Fibroblasten den provisorischen Kollagentyp III funktionell in der EZM aus. Es bedarf daher in der Remodulierungsphase mit definitivem Kollagentyp I keiner grundsätzlichen Umformatierung mehr.
- Dies vermindert eine umbaubedingte Schwächung des Gewebes während des allgemeinen Belastungsaufbaus in der Remodulierungsphase.

4.3   Physiologische Narbenbildung

Grundsätzlich laufen nach jeder Verletzung dieselben physiologischen Wundheilungsprozesse ab. Je nach Tiefe der Verbrennung (Abb. 2.1) erfolgt die Wundheilung jedoch auf unterschiedliche Art und Weise. Medizinisch lässt sich dieser Prozess in drei unterschiedliche Formen einteilen (Abb. 4.2).

Bei einer Verletzung der Epidermis und der oberflächlichen Anteile der Dermis kommt es zu einer *regenerativen Wundheilung* ohne Narbenbildung. Da die Epidermis endokrinologisch nicht zum Bindegewebe gehört, handelt es sich nicht

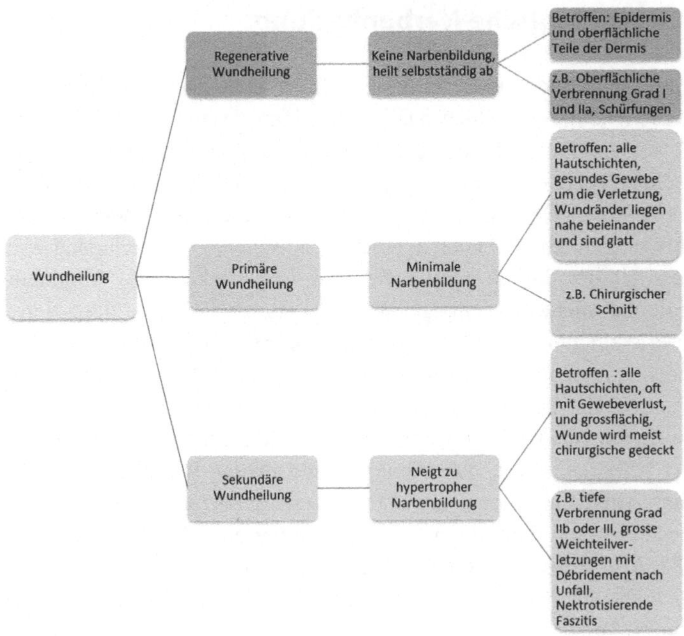

Abb. 4.2   Unterschiedliche Formen der Wundheilung. (Grafik: eigene Darstellung)

um Heilung, sondern um einen Regenerationsprozess. Keratinozyten beginnen sich dabei von den Wundrändern her aufeinander zuzubewegen, um die Wunde zu schließen und das heilende dermale Gewebe abzudecken.

Bei der *primären Wundheilung* bildet sich eine minimale Narbe. Dies geschieht bei chirurgischen Schnitten oder bei Verletzungen mit nahe beieinanderliegenden Wundrändern.

Eine *sekundäre Wundheilung* tritt ein, wenn die Verletzung mit umfangreichen Gewebeverlusten einhergeht und operativ gedeckt werden muss. Die sekundäre Wundheilung kann nur mithilfe einer chirurgischen Intervention in Gang kommen. Eine schwerwiegende großflächige Verletzung des Gewebes (z. B. bei einer tiefdermalen Verbrennung) durchläuft zwar die klassischen Wundheilungsphasen, jedoch sehr verzögert und mit wiederkehrenden Entzündungsphasen, die bakteriell und mechanisch bedingt sind (vgl. Van den Berg 2011; Tomasek et al. 2002, S. 349–363).

4.4 Pathologische Narbenbildung

Zu Beginn der Wundheilung zeigt sich oft physiologisch verheilendes Gewebe. Häufig entwickeln sich jedoch nach dem reinen Wundverschluss (Reepithelialisierung) zunehmend pathologische Abläufe im Gewebe. Wundheilung ist ein dynamischer Prozess mit unsicherer Verlaufsprognostik. Bei sekundärer Wundheilung können die Prozesse nicht selten in einer überschießenden pathologischen Narbenbildung enden oder auch in einer chronischen, nicht heilenden Wunde.

In den 1970er Jahren wurde bekannt, dass sekundäre Wundheilung mit Narbenbildung nicht der einzige Weg ist. Es zeigte sich, dass tiefreichende Gewebeverletzungen bei Föten in einer narbenlosen Gewebeheilung enden. Diese Beobachtungen lassen vermuten, dass Narbenbildung nicht zum essentiellen Bestandteil der klassischen Wundheilung gehört. Die Forschung versucht mit Hochdruck, die Mechanismen der pathologischen Narbenbildung zu verstehen. Dabei ist bemerkenswert, dass Unterschiede in der Wundheilung nicht nur in Bezug auf Alter, Geschlecht und Ethnie feststellbar sind, sondern auch innerhalb eines einzelnen Individuums Variationen bestehen können (Penn et al. 2012, S. 18–28). Mit Blick auf die manuelle Narbentherapie lassen sich grundsätzlich drei relevante Faktoren für pathologische Narbenbildung beschreiben (vgl. Moortgat 2017):

Verzögerte Wundheilung Findet kein Wundverschluss innerhalb der ersten drei Wochen statt, steigt das Risiko für pathologische Narbenbildung markant an (Penn et al. 2012, S. 18–28).

Anhaltende Entzündung Verlängert sich die Entzündungsphase oder fällt die Narbe durch einen immer wiederkehrenden Zellschaden konstant in die Entzündungsphase zurück, begünstigt dies eine zu starke Fibrosierung und somit ebenfalls eine pathologische Narbenbildung (Tomasek et al. 2002, S. 349–363). Dies betrifft auch infektiöse Wunden.

Mechanische Kräfte Befindet sich die Wunde in einer mechanisch stark belasteten Zone (z. B. Axilla, ventrale Halsregion), erhöht sich das Risiko, dass zu starke mechanische Kräfte in der jeweiligen Wundheilungsphase auf das sich neu bildende Gewebe einwirken. Es kann zu Zellschädigungen durch Überdosierung kommen und somit ebenfalls eine erneute Entzündungsphase eintreten (Penn et al. 2012, S. 18–28). Auch in diesem Fall erfolgt eine zu starke Fibrosierung. Ausgeprägte Narbenstränge bilden sich und wirken sich sehr negativ auf die Mobilität aus.

Die Rolle der Myofibroblasten Fibroblasten, die sich an den Wundrändern befinden, differenzieren sich in physiologischer Weise während der Wundheilung in ihren kontraktilen Phänotypen, den Myofibroblasten. Seine Aufgabe besteht im Wundverschluss. Morphologisch sind Myofibroblasten charakterisiert durch einen kontraktilen „Apparat" aus Aktinbündeln, die an der Oberfläche des Myofibroblasten in Adhäsionskomplexen enden. Dieses System kann Kräfte auf die umliegende EZM weiterleiten und führt zum Wundschluss. Myofibroblasten weisen eine vierfach erhöhte Kontraktilität gegenüber normalen Fibroblasten auf (vgl. Van den Berg 2011).

Nach dem Wundverschluss sterben Myofibroblasten infolge der Apoptose ab. Dieses Phänomen lässt sich bisher nicht vollständig erklären. Sicher ist, dass Myofibroblasten bei pathologischer Narbenbildung keine Apoptose durchlaufen und somit ein Teufelskreis entsteht. Dies beobachteten Tomasek et al. (2002) bei verzögertem Wundverschluss aufgrund äußerer Faktoren (z. B. Infektion, mechanische Überbelastung).

▶ **Wichtig!**
- Die Kontraktionsfähigkeit der Myofibroblasten ist essenziell für den physiologischen Wundschluss.
- Kann sich die Wunde aufgrund einer Infektion, infolge von mechanischem Stress oder einer zu großflächigen bzw. zu tiefen Verletzung nicht verschließen, entsteht eine Dysregulation und die Wundheilung ist gestört.
- Myofibroblasten können ihre vorgesehene Funktion nicht vollständig erfüllen. Folglich bleibt die Apoptose aus und die pathologische Narbenbildung nimmt ihren Lauf (Abb. 4.3).

a) Wird eine Wunde durch ein Fibrinkoagel aufgefüllt, stimulieren Wachstumsfaktoren (TGF-Beta 1) die Fibroblasten zur Einwanderung in die provisorische Matrix (Chemotaxis). Die eingewanderten Fibroblasten „füllen" zusammen mit neu gebildeten Blutgefäßen die Wunde auf – ein Granulationsgewebe entsteht.

b) Die eingewanderten Fibroblasten üben Zugkräfte auf die Kollagenmatrix aus, wodurch sich diese entlang der Spannungslinien reorganisieren. Die Entstehung dieser mechanischen Belastung stimuliert die Fibroblasten, die sich zu Proto-Myofibroblasten differenzieren.

c) Diese Zugkräfte sowie Wachstumsfaktoren führen zur Umwandlung in differenzierte Myofibroblasten. Ein komplexer Prozess der Remodulierung findet statt. Er führt zu einer physiologischen Verkürzung der Kollagenmatrix und somit zum Wundverschluss.

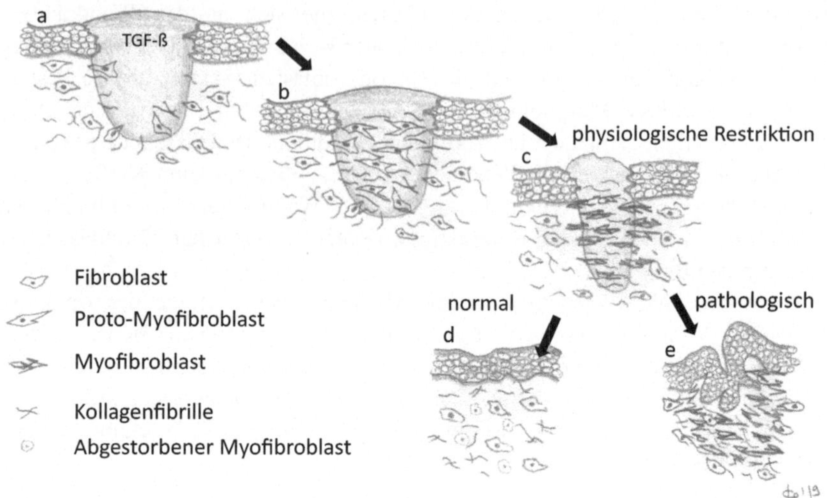

Abb. 4.3 Die Rolle der Myofibroblasten bei der Heilung offener Wunden. (Quelle: Wipff et al. 2007, S. 1311–1323; Tomasek et al. 2002) (Grafik: T. Koller)

d) Schließen sich physiologisch heilende Wunden, gehen Myofibroblasten durch Apoptose zugrunde – eine Narbe bildet sich.
e) In vielen pathologischen Situationen, beispielsweise bei einer hypertrophen Narbenbildung, bleiben die Myofibroblasten jedoch bestehen und wandeln die EZM weiterhin um. Dies führt zu mobilitätseinschränkenden Bindegewebskontrakturen.

4.5 Fibrosierung

Unter einer Fibrose ist eine krankhafte Vermehrung des Bindegewebes zu verstehen, dessen Hauptbestandteil Kollagenfasern sind. Dabei verhärtet sich das Gewebe des betroffenen Organs. Fibroblasten sind eine Form der Mesenchymzellen. Sie füllen den Raum zwischen den Zellen mit extrazellulärer Matrix von geringer Struktur und ergänzen hiermit als eine Art Narbengewebe geschädigte Bereiche des Epithels. Bei der Entstehung einer Fibrose nehmen differenzierte Epithelzellen Eigenschaften einer Mesenchymzelle an. Sie verwandeln sich ebenfalls in Myofibroblasten. Dabei handelt es sich um eine besondere Form der Fibroblasten, die normalerweise unter anderem für die Wundheilung verantwortlich sind (vgl. auch Abschn. 4.3). Dieser Umwandlungsprozess heißt „epithelial-mesenchymale Transition".

Myofibroblasten sind sehr produktiv. Sie erzeugen weitaus mehr Matrixmaterial als erforderlich wäre. Dadurch beeinträchtigen sie die Funktion der sie umgebenden Zellen erheblich. Die Fibrosierung ist somit in vollem Gange (Bouffard et al. 2008, S. 389–395).

Die hypertrophe Narbe 5

Die hypertrophe Narbe ist die häufigste pathologische Narbe nach tiefdermalen Defekten. Im Folgenden stehen die Eigenschaften einer hypertrophen Narbe im Fokus. Die Rolle von TGF-Beta 1 sowie die daraus resultierenden therapeutischen Möglichkeiten erhalten ebenfalls Aufmerksamkeit.

5.1 Charakteristika der hypertrophen Narbe

Eine „Hypertrophie" geht immer mit einer Vergrößerung des Gewebes einher. Hypertrophe Narben sind sehr erhaben, bleiben jedoch auf das eigentliche Wundgebiet beschränkt. Sie sind erkennbar an ihrer Rötung, ihrer Erhabenheit und ihrer Hypo- oder Hypersensibilität. Teilweise können sie auch schmerzhaft auf Druck reagieren und mit starkem Juckreiz verbunden sein. Es ist möglich, dass sie sich mit der Zeit wieder zurückbilden und abflachen.

Hypertrophe Narben weisen ein Übermaß an Typ III-Kollagenfasern auf, die sich parallel zur epidermalen Oberfläche anordnen. Die Häufigkeit der hypertrophen Narben variiert in Studien zwischen 32–67 %. Bei Kindern, Teenagern und stark pigmentierten Patienten steigt sie bis zu 75 %. Hypertrophe Narben im Zusammenhang mit Verbrennungswunden sind mit Kontrakturbildungen assoziiert, die nicht nur entstellen, sondern auch Funktionseinschränkungen mit sich bringen (Penn et al. 2012, S. 18–28). Sie treten häufiger nach Verbrennungen und verspätetem Wundverschluss auf. Auch Körperregionen, die erhöhte Spannung aufweisen (z. B. im Bereich des M. Deltoideus oder sternal) sowie viel Bewegungsfreiheit ermöglichen, neigen zu hypertropher Narbenbildungen (Abb. 5.1) (Penn et al. 2012, S. 18–28; vgl. Jaudoin et al. 2010). Die Verbrennungstiefe lässt sich mit der Entstehung hypertropher Narben ebenfalls in Verbindung bringen (Wang et al. 2008, S. 1278–1290).

© Springer Fachmedien Wiesbaden GmbH, ein Teil von Springer Nature 2020   29
T. Koller et al., *Tiefdermale Defekte bei Verbrennungen,* essentials,
https://doi.org/10.1007/978-3-658-28855-6_5

Abb. 5.1 Typische Verlaufslinien von Narbenkontrakturen im Bereich des Halses. (Foto: Eigentum Rehaklinik Bellikon)

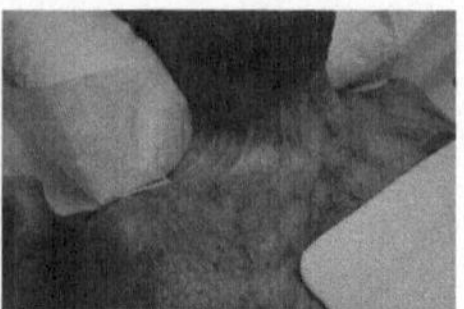

Obwohl viele Studien über hypertrophe Narben vorliegen, bleibt das Verständnis der Pathophysiologie und vor allem der therapeutischen Möglichkeiten begrenzt (Penn et al. 2012, S. 18–28). Die Gründe hierfür sind vielfältig:

Die Forschung erfolgt häufig mit Zellkulturen (in vitro). Rückschlüsse auf den Menschen sind nur bedingt möglich. Es ist unklar, inwieweit die Bedingungen vergleichbar sind.

Forschungen an Tiermodellen (in vivo) kommen den realen Bedingungen deutlich näher. Fraglich ist jedoch, ob die untersuchte Aktivität bei Mensch und Tier identisch abläuft und ob sich Forschungsergebnisse zur Wundheilung bei Tieren auf den Menschen übertragen lassen.

5.2 Die Rolle von TGF-Beta 1 bei hypertrophen Narben

TGF-Beta (**T**ransforming **G**rowth **F**actor **B**eta) ist das klassische Beispiel eines Wachstumsfaktors, der über Signalkaskaden innerhalb und außerhalb der Zelle in viele essentielle Zellfunktionen und -prozesse involviert ist. Wachstumsfaktoren werden z. B. nach einem Zellschaden freigesetzt und stoßen die Wundheilungskaskade an. Zudem spielen sie eine Schlüsselrolle bei der Differenzierung der Fibroblasten zu Myofibroblasten (vgl. Abschn. 4.4) (Tomasek et al. 2002, S. 349–363). Nach einer Verletzung können sie eine pathologisch auftretende Fibrosierung aufrechterhalten (vgl. Abschn. 4.5) (Bouffard et al. 2008, S. 389–395). Der Signalverlauf beginnt meistens außerhalb der Zelle (z. B. durch einen mechanischen Reiz im Gewebe). Er wird dann innerhalb der Zelle über weitere Signalproteine bis zum Zellkern weitergetragen. Dort erhöht sich die Transkription bestimmter Gene oder es findet eine Hemmung statt (Abb. 5.2). Dies führt zur Expression bestimmter Proteine. Im Fall von TGF-Beta 1 nehmen sie Einfluss auf diverse Prozesse, die mit der Wundheilung in Verbindung stehen (Penn et al. 2012, S. 18–28; vgl. Campbell 2017; Alberts et al. 2017).

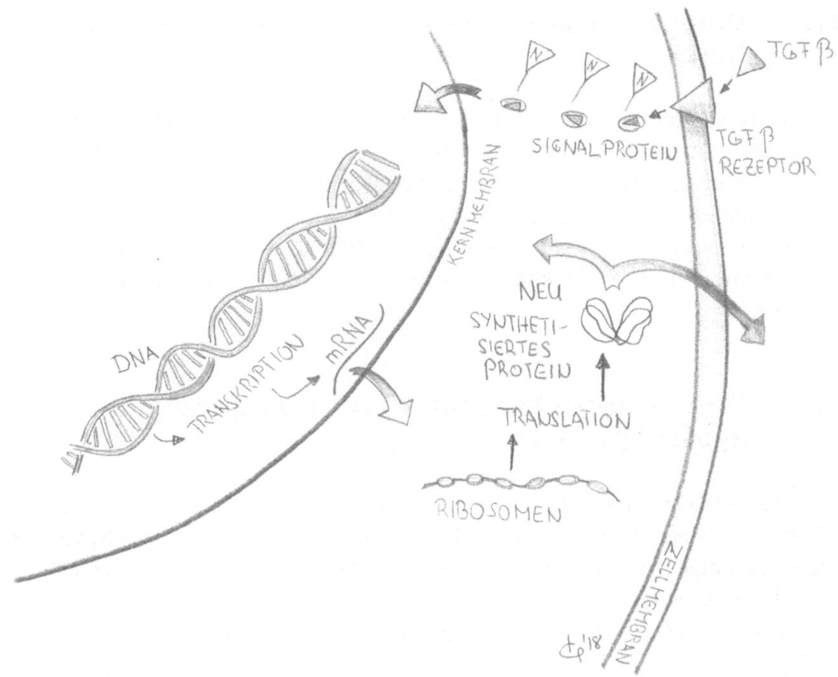

Abb. 5.2 Schematische Darstellung der TGF-Beta 1-Signaltransduktion außerhalb und innerhalb der Zelle. (Quelle: vgl. Campbell 2017; Alberts et al. 2017) (Grafik: T. Koller)

Wie TGF-Beta 1 in Zellkulturen (in vitro) und Tiermodellen (in vivo) wirkt, ist bereits ausführlich untersucht. Beispielsweise ist bekannt, dass eine Verbindung besteht zwischen überschießender Wundheilung und der Bildung hypertropher Narben mit einer erhöhten Konzentration von TGF-Beta 1.

Bei chronischen und schlecht heilenden Wunden zeigt sich ein Rückgang von TGF-Beta 1. Dies ist ein weiteres Indiz dafür, dass Wachstumsfaktoren eine nicht unerhebliche Funktion während der Wundheilung übernehmen (Pastar und Stojadinovic 2010, S. 3–4). Eine direkte klinische Relevanz oder ein daraus resultierender therapeutischer Ansatz ist jedoch bisher nicht nachgewiesen.

5.3   Unterschied zwischen hypertropher und keloider Narbe

Es gibt verschiedene Ansätze, um zwischen keloiden und hypertrophen Narben zu unterscheiden. Hypertrophe Narben bleiben auf das Wundgebiet begrenzt. Keloide Narben wuchern darüber hinaus, haben jedoch keine funktionellen Einschränkungen zur Folge (Penn et al. 2012, S. 18–28). Die Unterscheidung der Narbentypen ist vor allem für die Ärzteschaft wichtig. Im Bereich der Rehabilitation nach Verbrennungen kommen fast ausschließlich hypertrophe Narben vor.

5.4   Therapeutisch beeinflussbare Faktoren bei einer hypertrophen Narbe

Bei großflächigen Verbrennungen ist von einer „Pathologie der Hülle" auszugehen. Die beschriebenen pathophysiologischen Prozesse der Narbenbildung haben vor allem bei umfangreichen Narbenflächen starke funktionelle Einschränkungen und Entstellung zur Folge.

Die hypertrophe Narbe ist die häufigste pathologische Narbe nach tiefdermalen Defekten.

In Abb. 5.3 sind die narbentherapeutisch beeinflussbaren Faktoren vereinfacht zusammengestellt. Die Narbeneigenschaften lassen sich in vier Mechanismen unterteilen:

1. Vermehrte Dichte
2. Verminderte Verschiebbarkeit
3. Verminderte Dehnbarkeit
4. Spannungsausgleich: Entstehung von Narbensträngen.

Die mechanischen Spannungen in den Narbenarealen und die daraus resultierenden Kontrakturen können sich spontan, schnell und mit enormer Intensität entwickeln. Der Therapeut muss mit der Narbentherapie diesem Faktor so gut wie möglich entgegenwirken (vgl. Jaudoin et al. 2010; Koller 2017a, S. 237–243). Dabei gilt es, durch Applizieren funktioneller, physiologischer Reize (manuelle Techniken, aktive Übungen, Schienen, Lagerungen etc.) die Wundheilung optimal unterstützen. In Abb. 5.4 sind die vier Mechanismen schematisch dargestellt.

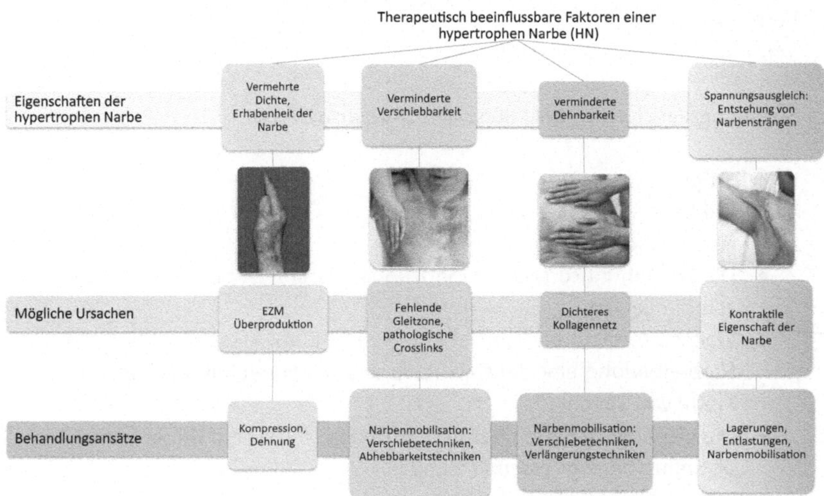

Abb. 5.3 Übersicht der therapeutisch beeinflussbaren Faktoren einer hypertrophen Narbe (vier Mechanismen) (Balestrini und Biliar 2006, S. 2983–2990; Tomasek et al. 2002, S. 349–363; Penn et al. 2012, S. 18–28; vgl. Jaudoin et al. 2010). (Grafik: T. Koller)

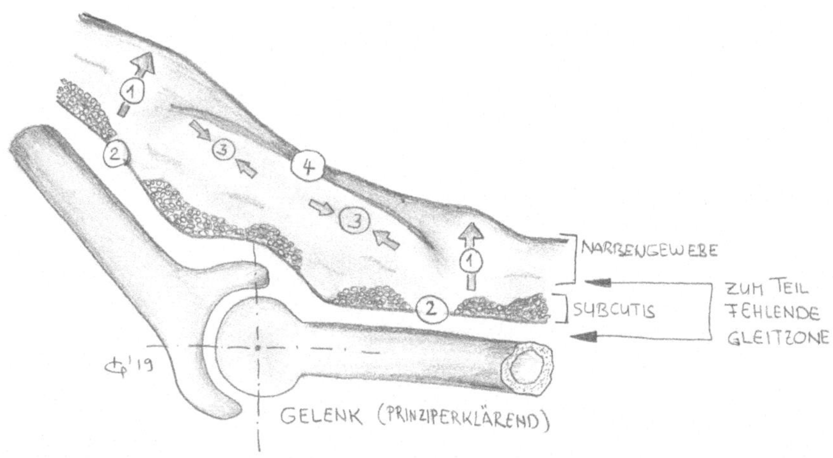

Abb. 5.4 Schematische Darstellung der vier Mechanismen innerhalb des Gewebes. (Grafik: T. Koller)

1. Vermehrte Dichte
2. Verminderte Verschiebbarkeit
3. Verminderte Dehnbarkeit
4. Spannungsausgleich: Entstehung von Narbensträngen

▶ **Wichtig!**
- Die hypertrophe Narbe ist die häufigste Form der pathologischen Narbenbildung.
- Die Entstehungsursache hypertropher Narben ist bisher nicht vollständig geklärt.
- Wachstumsfaktoren (zum Beispiel TGF-Beta 1) spielen bei der Narbenbildung eine zentrale Rolle und reagieren auf mechanische Kräfte von außen.
- Die vier Eigenschaften der hypertrophen Narbe sind therapeutisch beeinflussbar (vgl. *essential* Band II)

Zellbiologische Aspekte 6

Nach einem tiefdermalen Defekt besteht das Ziel der therapeutischen Behandlung stets darin, die Funktion auf Struktur- und Aktivitätsebene (ICF) wiederzuerlangen. Dies ist die Voraussetzung, damit der Patient wieder am Leben teilnehmen kann.

In einem ersten Schritt ist hierzu meist eine Operation (z. B. Spalthautdeckung) notwendig. Eine Ruhigstellung der betroffenen Strukturen ist erforderlich, bis das Gewebe eingeheilt ist. Sobald das chirurgische Prozedere dies zulässt, kann der Therapeut funktionelle Reize (z. B. im Sinne manueller Narbentherapie) auf das Gewebe applizieren. Mit dieser Behandlung lässt sich die betroffene Struktur (Narbe) auf Zellebene – einschließlich der extrazellulären Matrix – positiv beeinflussen (Mechanotransduktion; vgl. S. 24). Durch postoperative Ruhigstellung oder infolge einer Limitierung durch sehr fragile Hautverhältnisse fallen diese funktionellen mechanischen Reize weg. Aus der Literatur ist bekannt, dass dieses Fehlen mit einem Verlust der funktionellen Ausrichtung der Fasern verbunden ist. Ebenso ist nachgewiesen, dass zu viel mechanische Belastung schnell zu einer Überdosierung führt (Zellschaden → erneute Entzündungsreaktion) (vgl. Van den Berg 2011; Balestrini und Biliar 2006, 2009; Bouffard et al. 2008; Pastar und Stojadinovic 2010, S. 3–4; Koller 2016, S. 239–243; 2017a, b, S. 237–243).

Die Weiterleitung mechanischer Reize im Körper, beispielsweise durch manuelle Techniken, scheint auf zwei Signalwegen abzulaufen. Empirisch ist oft bereits nach wenigen Minuten ein „Release" im Gewebe wahrnehmbar. Der mechanische Reiz muss also direkt im Gewebe etwas bewirken, beispielsweise das Lösen möglicher pathologischer Crosslinks oder reaktive Tonusveränderungen im Bindegewebe.

Der zweite Signalweg ist unter dem Begriff „Mechanotransduktion" wissenschaftlich erforscht. Dabei handelt es sich um die Reaktion im Zellinneren auf einen mechanisch applizierten Reiz von außen. Bei adäquater Reizung reagiert die Zelle mit einer Gentranskription und beeinflusst somit das Zytoskelett sowie

© Springer Fachmedien Wiesbaden GmbH, ein Teil von Springer Nature 2020
T. Koller et al., *Tiefdermale Defekte bei Verbrennungen,* essentials,
https://doi.org/10.1007/978-3-658-28855-6_6

die EZM und dadurch die Qualität des betroffenen Gewebes (vgl. Balestrini und Biliar 2009; Bouffard et al. 2008; Andalib et al. 2016; Eckes und Nitsch 2010; Li-Tsang et al. 2015; Huang et al. 2013; Khan und Scott 2009).

Ziel der therapeutisch applizierten manuellen Techniken ist also nicht (wie früher angenommen), Kollagenfasern durch Dehnung zu verlängern, sondern mittels adäquater Reizsetzung direkt auf die zellbiologischen Abläufe Einfluss zu nehmen.

Welche Dosierung ist während der Wundheilungsphasen adäquat in Bezug auf eine funktionelle Reizgebung auf Zellebene? Im Folgenden sind verschiedene Aspekte dargestellt.

Bouffard et al. (2008) konnten durch eine 20- bis 30-%ige statische Gewebedehnung während zehn Minuten täglich eine Abnahme der TGF-Beta 1-Konzentration und der Kollagensynthese nach einer Gewebeverletzung beobachten. Bei TGF-Beta 1 handelt es sich um ein lokales Zytokin, das im Zusammenhang mit der Wundheilung und der Fibrosierung des Gewebes förderlich wirkt (vgl. Abschn. 5.2). Die Resultate dieser Studie lassen vermuten, dass eine Gewebedehnung während der Wundheilung zu einer Senkung des TGF-Beta 1-Levels führt und somit eine veränderte Kollagensynthese bewirkt. Dies könnte ein wichtiger natürlicher Mechanismus im Rahmen der Limitierung exzessiver Narbenbildung sein (Tomasek et al. 2002, S. 349–363).

Balestrini und Biliar (2009) konnten bei täglicher fünfprozentiger Gewebedehnung während jeweils 24 h einen positiven Effekt bezüglich der Dehnfähigkeit der extrazellulären Matrix nachweisen. Dies wäre therapeutisch nur mithilfe einer Schiene und wohldosierter Reizsetzung umsetzbar. Die Autoren fanden ebenfalls heraus, dass ein zu starker und zu lange andauernder Dehnreiz zu einer verstärkten Kollagensynthese und somit zu einer vermehrten Restriktion des Gewebes führte.

In einem Review fassten Andalib et al. (2016) ausgewählte Studien zum Thema Mechanotransduktion zusammen. Dabei gingen sie auch auf die Frage nach mechanischen Kräften ein, die auf Zellen einwirken. Diese werden in der früheren Krafteinheit „Dyne" angegeben (seit 1978 durch die SI- Einheit „Newton" [N] ersetzt). Die Umrechnung zeigt, dass alle Zellen mit einer Kraft zwischen 0,00002 N und 0,00058 N mechanisch stimuliert wurden. In allen inkludierten Studien war ein mechanotransduktorischer Effekt nachweisbar.

Aus diesen Erkenntnissen geht hervor, dass Zellen sehr mechanosensitiv sind. Für eine Zellreaktion auf einen mechanischen Stimulus bedarf es nur minimaler Kräfte.

In Abb. 6.1 ist der mechanotransduktorische Vorgang schematisch dargestellt. Durch einen mechanischen Stimulus von außen (hier am Beispiel eines Fibroblasten) werden die Mechanosensoren stimuliert. Diese aktivieren ihrerseits

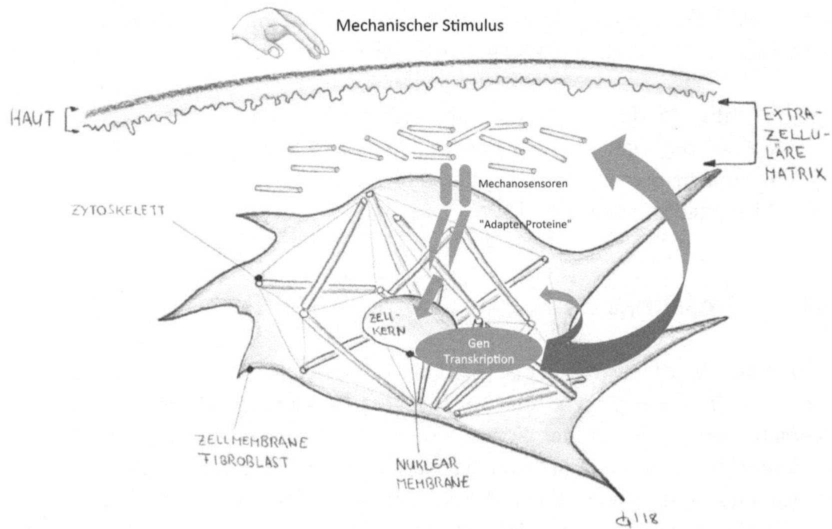

Abb. 6.1 Schematisch dargestellter mechanotransduktorischer Vorgang der Reaktion einer Fibroblastenzelle auf einen mechanischen Reiz von außen (vgl. Balestrini und Biliar 2009; Bouffard et al. 2008; Andalib et al. 2016; Eckes und Nitsch 2010; Li-Tsang et al. 2015; Huang et al. 2013; Khan und Scott 2009). (Grafik: T. Koller)

„Adapterproteine", die sich auf der Zellkernmembran (Nuklearmembran) befinden. Diese „Adapterproteine" leiten den mechanischen Reiz auf das Zytoskelett. Auf diese Weise stimulieren sie die Skelettstruktur. Die Zelle reagiert mit einer Gentranskription und gibt dementsprechend veränderte (angepasste) Vorgänge und Produkte an die extrazelluläre Matrix weiter. Somit erfolgt eine Zellantwort auf einen mechanischen Reiz von außen (vgl. Bouffard et al. 2008; Langevin et al. 2011, S. 1166–1175).

Das Zytoskelett jeder Zelle steht normalerweise unter einer physiologischen Vorspannung. Diese befindet sich im Gleichgewicht mit der Konsistenz der EZM und den funktionellen mechanischen Reizen im Alltag.

Bei pathologischer Narbenbildung hingegen ist diese physiologische Vorspannung des Zytoskeletts bereits vergrößert. Dies führt zu höherer Empfindsamkeit bezüglich mechanischer Reize. Durch das vermehrt eingelagerte Kollagen und die Myofibroblastenaktivität herrschen in der EZM erhöhte Spannung und Steifigkeit gegenüber physiologischer Haut (Gewebe). Diese Dysbalance ist verantwortlich dafür, dass alltagsbezogene mechanische Reize auf zellulärer Ebene bereits als Überbelastung wahrnehmbar sind und zu einer Überreaktion in der Zelle führen. Dies kann in einem pathologischen Fibrosierungsvorgang enden.

▶ **Wichtig!** In der manuellen Narbentherapie sollte der Dosierungsansatz so gewählt werden, dass sich bezüglich intra- und extrazellurärer mechanischer Spannungsverhältnisse wieder ein physiologisches Gleichgewicht einstellen kann.

6.1   Crosslinks

„Crosslink" bedeutet frei übersetzt „Querverbindung" oder „Quervernetzung". Vor allem im Bindegewebe und in den Faszien kommen Crosslinks vor. Ihre Hauptaufgabe besteht in der Stabilisierung des Hautgewebes und der faszialen Strukturen, beispielsweise in Gelenkkapseln, Sehnen oder einzelnen Faszien. Auch Myosin und Aktin bilden bei der Muskelkontraktion Crosslinks. Im Folgenden stehen die Funktionen der Crosslinks im Zentrum, fokussiert auf das Bindegewebe der Haut.

Im Bindegewebe stellen Crosslinks einen festen und wichtigen Bestandteil dar. Sie verbinden einzelne Fasern (z. B. Kollagen) und Faserschichten. Auf diese Weise wird das Bindegewebe stabilisiert. Je nach Belastung und Bewegung, die das Bindegewebe erfährt, adaptieren sich die Crosslinks so, dass Bewegungen stabilisiert werden, ohne die Mobilität einzuschränken. Dieser Anpassungsprozess heißt „Davis`sches Gesetz". Belastung und Bewegung formen die Erscheinung des Bindegewebes: „Der Gebrauch bestimmt die Funktion" (vgl. Van den Berg 2011).

Crosslinks bilden und lösen sich also je nach Gebrauch oder Nichtgebrauch. Somit ist klar, dass sich bei einer Immobilisationsphase Crosslinks bilden, welche die Beweglichkeit verhindern. Diese Crosslinks entstehen infolge von Verletzungen, Immobilität und Bewegungsmangel (vgl. Van den Berg 2011).

Je weniger ein Patient sich bewegt, desto mehr Crosslinks entstehen im Bindegewebe. Auch der Nicht-Gebrauch des Bewegungsausmaßes wird vom Bindegewebe auf zellulärer Ebene als Signal gewertet. Dieser Vorgang spielt auch bei der Wundheilung tiefdermaler Defekte eine wichtige Rolle, da die Beweglichkeit durch das postoperative Prozedere, Verbände, Schmerzen und Muskelatrophie oft deutlich limitiert ist.

In der Physiologie unterscheidet man wasserlösliche und wasserunlösliche Crosslinks. Beide Arten können durch Verletzungen, Immobilisierung oder Bewegungsmangel entstehen. Auch Alterungsprozesse können eine Rolle spielen. Je älter ein Patient ist, desto mehr Crosslinks bilden sich. Wasserlösliche Crosslinks entstehen innerhalb einer Woche, wenn das betroffene Gewebe nicht genügend aktiviert ist. Bewegungsmangel führt relativ schnell zu Flüssigkeitsverlust im Gewebe. Fibroblasten werden durch Bewegung verformt und dazu angeregt, Grundsubstanz zu synthetisieren. Diese Grundsubstanz ist das „Gleitmittel" zwischen Fasern und Schichten im Bindegewebe. Bei ausbleibender Bewegung entsteht keine Grundsubstanz. Das Bindegewebe „trocknet" aus. Dadurch kommt es zu einer Annäherung der Fasern und Faserschichten, was zu einer vermehrten Anziehung der Moleküle führt. Diese Vorgänge enden in einer mechanischen Restriktion: Crosslinks entstehen und führen zu einer Bewegungseinschränkung im Gewebe. Werden durch regelmäßiges Bewegen die Fibroblasten wieder neu mechanisch verformt, bildet sich Grundsubstanz. Das Gewebe wird neu hydriert, Crosslinks lösen sich auf (vgl. Van den Berg 2011).

Wasserunlösliche Crosslinks hingegen bilden sich erst infolge längerer Immobilisation bzw. durch langfristigen Bewegungsmangel während mehrerer Wochen oder Monate. Dabei entstehen zunächst wasserlösliche Crosslinks. Die entstehenden Querbrücken aus Pyridinolin und Deoxypyridinolin (Proteinstrukturen) wandeln wasserlösliche in wasserunlösliche Crosslinks um. Um diese Proteinquerbrücken wieder zu lösen, sind spezifische und intensivere Dehn- und Bewegungsreize im Gewebe nötig. Die Dehnung muss stark genug sein, damit kleine Mikrorisse in den Crosslinks entstehen. Nur dann lassen sich wasserunlösliche Crosslinks durch enzymatische Prozesse (Mikro-Entzündungen, Ausschüttung von Kollagenase) abbauen.

Um diesen Umbau des Bindegewebes herbeizuführen, müssen einerseits spezifische Dehnungsrichtungen auf das Gewebe einwirken. Dadurch kommen Crosslinks unter Zug. Andererseits müssen die Dehnungen in der richtigen Intensität appliziert werden (vgl. Van den Berg 2001; Carano und Siciliani 1996, S. 19–26).

Carano und Siciliani (1996) wiesen nach, dass intermittierende Dehnungen auf den Fibroblasten eine Freisetzung von Kollagenase zur Folge hat. Kollagenase bricht Kollagenstrukturen auf und kann somit auch wasserunlösliche Crosslinks abbauen. Zudem werden in der vorhandenen Kollagenstruktur Kollagenmoleküle (in Reihe) eingebaut, sodass sich das Bindegewebe verlängert.

Bei einer Be- und Entlastung des Fibroblasten während jeweils drei Minuten verlängerte sich die Zelle um 7 %. Die Kollagenaseproduktion war bei den intermittierend belasteten Fibroblasten um ca. 200 % höher als bei nichtbelasteten Zellen. Die statisch belasteten Zellen wiesen lediglich eine 50 %ige Steigerung der Kollagenaseproduktion auf. Nach 10 bis 15 min ging die Kollagenaseproduktion bei den statisch belasteten Zellen sogar wieder um 50 % zurück. Ob diese Erkenntnisse in den klinischen Alltag übertragbar sind, ist nicht geklärt. Zur optimalen Zeitdauer von Dehnung und Pausenzeiten gibt es derzeit keine wissenschaftlichen

Studien (vgl. Van den Berg 2011). Ein in Dehnung verweilender, leicht oszillierender Reiz könnte möglicherweise die Kollagenaseproduktion positiv beeinflussen.

Aussagekräftig bezüglich der Dosierung ist die Untersuchung von Warren et al. (1971). Er zeigte, dass die Halbierung der auf das Bindegewebe ausgeübten Kraft die Zellverlängerung verdreifacht. Als volle Belastung gilt diejenige Kraft, bei der das Bindegewebe gerade noch nicht reißt. Hieraus ergibt sich für die therapeutische Mobilisation, dass sich Gewebe auch durch starke Krafteinwirkung verlängern lässt. Grundsätzlich stellt dies einen Widerspruch zu den anderen Studienergebnissen und zur klinischen Erfahrung dar.

Vielleicht ist die Reizsetzung vor allem bei eingeschränkter Mobilität außerhalb der klassischen Wundheilungsphasen wirksam – im Sinne einer gewollten lokalen Verletzung mit dem Ziel, enzymatische Prozesse anzuregen, um die wasserunlöslichen Crosslinks abzubauen.

Auf leichte zyklische Belastungen des Bindegewebes (7 % Dehnung, 3 min Belastung und 3 min Entlastung), reagiert der Fibroblast mit Freisetzung von Kollagenase. Dies ist sicherlich während den Wundheilungsphasen eine adäquate Dosierung. Auf diese Weise passt sich der Fibroblast an die Dehnung bzw. an die neue Situation an (Carano und Siciliani 1996, S. 19–26).

Ein weiterer mobilisierender Effekt des Bindegewebes beruht auf seiner viskoelastischen Eigenschaft. Dadurch reagiert das Bindegewebe auf längere mechanische Belastungen mit verändertem Aufbau und Verlängerung (vgl. Viidik 1980). Dieser Effekt tritt jedoch erst nach längerer konstanter Belastung auf, ungefähr nach 16 h. Dadurch ist dieser Effekt therapeutisch kaum nutzbar. Lediglich eine wohldosierte Quengelung könnte diesem Prinzip nahekommen.

▶ **Wichtig!**
- Grundsätzlich sind Crosslinks nie positiv oder negativ. Sie sind immer die Folge des Bewegungsverhaltens bzw. des Bewegungsmangels – im Alltag, posttraumatisch oder postoperativ während den Wundheilungsphasen.
- Wasserlösliche Crosslinks lassen sich durch unspezifische Bewegung und Mobilisation des Gewebes schnell lösen.
- Wasserunlösliche Crosslinks bilden eine relativ stabile Verbindung, die auch stärkeren mechanischen Kräften standhält.

Ausblick: In **Band II** mit dem Titel „Narbentherapie bei tiefdermalen Defekten nach Verbrennungen" erläutern wir detailliert die klinische Konklusion bezüglich manueller Dosierung, untermauert durch praktische Gewebetechniken.

Was Sie aus diesem *essential* mitnehmen können

- Wissen über den chronologischen Ablauf im Akutspital
- Kenntnisse bezüglich verschiedener chirurgischer Deckungsmöglichkeiten bei tiefdermalen Defekten
- Grundlagenwissen zu Verbrennungen, zur physiologischen und pathophysiologischen Wundheilung sowie zur Narbenbildung
- Erkenntnisse zu therapeutisch beeinflussbaren Faktoren bei pathologischer Narbenbildung.

© Springer Fachmedien Wiesbaden GmbH, ein Teil von Springer Nature 2020   41
T. Koller et al., *Tiefdermale Defekte bei Verbrennungen*, essentials,
https://doi.org/10.1007/978-3-658-28855-6

Literatur

Alberts, W., Johnsons, A., Lewis, J., Raff, M., & Roberts, K. (2017). *Molecular biology of the cell*. New York: Garland.

Andalib, M., Dzenis, Y., Donahue, H., & Lim, J. (2016). Biomimetic substrate control of cellular mechanotransduction. *Biomaterials Research, 20,* 11. https://doi.org/10.1186/s40824-016-0059-1.

Balestrini, J., & Biliar, K. (2009). Magnitude and duration of stretch modulate fibroblast remodeling. *Journal of Biomechanical Engineering, 131,* 051005-1. https://doi.org/10.1115/1.3049527.

Balestrini, J., & Billiar, K. (2006). Equibiaxial cyclic stretch stimulates fibroblasts to rapidly remodel fibrin. *Journal of Biomechanics, 39*(16), 2983–2990.

Bayat, A. (2003). Skin scarring. *BMJ, 326*(7380), 88–92.

Bouffard, N., Kenneth, R., Cutroneao, G., Badger, J., White, S., Buttoph, T., Ehrlich, H., Stevens-Tuttle, D., & Langevin, H. (2008). Tissue stretch devreases soluble TFG B1 and type-1 procollagen in mouse subcutaneous connective tissue: Evidence from ex vivo and in vivo models. *Journal of Cellular Physiology, 214*(2), 389–395.

Campbell, N. (2017). *Biology*. New York: Pearson.

Carano, A., & Siciliani, G. (1996). Effects of continuous and in-termittent forces on human fibroblasts in vitro. *European Journal of Orthodontics, 18*(1), 19–26.

Eckes, B., & Nitsch, R. (2010). Cell-matrix interactions in dermal repair and scarring. *Fibrogenes Tissue Reapair, 3,* 4. https://doi.org/10.1186/1755-1536-3-4.

Huang, C., Holfeld, J., Schaden, W., Orgill, D., & Ogawa, R. (2013). Mechanotherapy: Revisiting physical therapy and recruiting mechanobiology for a new era in medicine. *Trends in Molecular Medicine, 19*(9), 555–564.

Jaudoin, D., Mathieu, Y., Weber, S., Ponthus, C., Bruel, H., Petit, V., Chun, E., Gauthier, J., Galaup, F., & Kints, A. (2010). Physiothérapie de la cicatrice après une brûlure grave (unveröffentlichtes Weiterbildungsskript).

Kapp, H., & Smola, H. (2006). Regulation der Wundheilung durch Wachstumsfaktoren und Zytokine. *Hartmann WundForum, 1,* 8–14.

Khan, K., & Scott, A. (2009). Mechanotherapy: How physical therapists' prescription of exercise promotes tissue repair. *BJSM, 43*(4), 247–252.

© Springer Fachmedien Wiesbaden GmbH, ein Teil von Springer Nature 2020   43
T. Koller et al., *Tiefdermale Defekte bei Verbrennungen*, essentials,
https://doi.org/10.1007/978-3-658-28855-6

Koller, T. (2016). Physiologische Grundlagen manueller Mobilisation von Narben und Bindegewebe und Dosierung bei großflächig brandverletzten Patienten. *Manuelle Therapie, 20,* 239–243.

Koller, T. (2017a). Physiotherapeutische Werkzeuge zur funktionellen Mobilisation von Narben und Bindegewebe sowie Dosierung bei großflächigen Narbenplatten. *Manuelle Therapie, 21,* 237–243.

Koller, T. (2017b). *Physiotherapeutische Diagnostik, hypothesengeleitet und klinisch relevant entscheiden.* Stuttgart: Thieme.

Langevin, H., Bouffard, N., Fox, J., Palmer, B., Wu, J., Iatridis, J., Barnes, W., Badger, G., & Howe, K. (2011). Fibroblast cytoskeletal remodeling contributes to connective tissue tensiond. *Journal of Cellular Physiology, 226*(5), 1166–1175.

Lehnhardt, M., Hartmann, B., & Reichert, B. (Hrsg.). (2016). *Verbrennungschirurgie.* Berlin: Springer.

Lemperle, G. (2017). *Vermeidung breiter Narben durch Inzisionen in der Hauptfaltlinie.* Berlin: Scar Academy DACH.

Li-Tsang, C., Feng, B., Huang, L., Liu, X., Shu, B., Chan, Y., & Cheung, K. (2015). A histological study on the effect of pressure therapy on the activities of myofibroblasts and keratinocytes in hypertrophic scar tissues after burn. *Burns, 41*(5), 1008–1016.

Moortgat, P. (2017). *Physikalische Narbenbehandlung.* Berlin: Scar Academy DACH.

Nexobrid. (2018). www.nexobrid.com.

Pastar, I., & Stojadinovic, O. (2010). Attenuation of the transforming growth factor β-signaling pathway in chronic venous ulcers. *Molecular Medicine, 16*(3–4), 1.

Penn, J., Grobbelaar, A., & Rolfe, K. (2012). TGF-β family in wound healing. *International Journal of Burns and Trauma, 2*(1), 18–28.

Schneider, M., & Plock, J. (2016). Verbrennungen. *Swiss Medical Forum, 16*(43), 910–915.

Tomasek, J., Gabbiani, G., Hinz, C., Chaponnier, C., & Brown, R. (2002). Myofibroblasts and mechano: Regulation of connective tissue remodeling. *Nature Reviews Molecular Cell Biology, 3*(5), 349–363.

Van den Berg, F. (2011). *Das Bindegewebe des Bewegungsapparates verstehen und beeinflussen.* Stuttgart: Thieme.

Viidik, A. (1980). *Biology of collagen. Physiology of connective tissue.* London: Academic.

Wang, J., Dodd, C., Shankowsky, H., Scott, P., & Tredget, E. (2008). Deep dermal fibroblasts contribute to hypertrophic scarring. *Laboratory Investigation, 88*(12), 1278–1290.

Warren, L., et al. (1971). Technique and apparatus for measuring and monitoring the mechanical impedance of body tissues and organ systems. United States Patent Alan R. Kahn Cherry Hill, Health Technology Corporation inventors Appl. No. Filed Patented Assignee.

Wipff, P., Rifkin, D., Meister, J., & Hinz, B. (2007). Myofibroblast contraction activates latent TGF-β1 from the extracellular matrix. *Journal of Cell Biology, 179*(6), 1311–1323.